実践 トラウマインフォームドケア

さまざまな領域での展開

亀岡智美：編

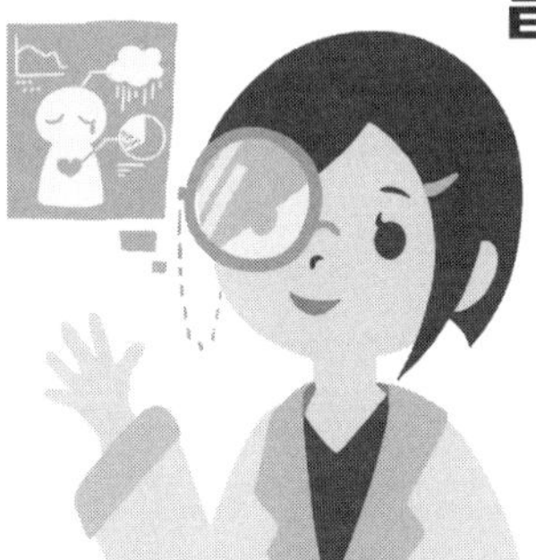

日本評論社

序　文

わが国のこころのケアを牽引してきた兵庫県こころのケアセンターの亀岡智美先生の編著による『実践トラウマインフォームドケア――さまざまな領域での展開』の序文を書くことは身に余る光栄である。

筆者自身が精神保健や自殺対策の活動の中でトラウマの問題にどのように出会ったかを振り返り，本書から筆者が学んだこと，将来への期待を述べる。

トラウマの問題との出会い

地域精神保健では，一人では処理しきれないようなつらいできごとを背負いながら生きて，信じられる人がいない中で統合失調症等の精神疾患に罹患した人の支援の困難さに出会った。また，精神障害者家族会や精神障害当事者の話には，さまざまな形でトラウマが語られていた。その中で出会った堀俊明さん（西風の会）の言葉「障害っていうのは，その人の人格とか心の問題ではない。『心を病む』とか『心の病気』とかいう表現があるけれど，あれはおかしいと思う。精神障害者だから心が不健康ということはないはずですから。逆に，体が健康でも心が不健康な人間もいっぱいいますから」（高知県立精神保健福祉センター『変わっちゅうろうか』高知新聞社，1996）には，今でもこころを揺すぶられる。

阪神大震災以後，こころのケアがさまざまな形で話題にのぼるようになった頃には，豪州で精神分析的精神科医のオイゲン・コウ（Eugen Koh）先生に出会い，アートによるメンタルヘルスへの関心を共有する中で，トラウマの長期的影響という視点を得た。この出会いは，現在「日本における第二次世界大戦の長期的影響に関する学際シンポジウム」に発展している。

自殺予防総合対策センターでは，全国自死遺族連絡会の田中幸子さんとの出会いの中で，自死遺族の自助グループとして到達した「悲しみは愛しさ」「悲しみは自分たちのもの」「悲しみとともに生きる」という言葉に出会った。また，大塚俊弘先生（長崎県精神医療センター）との共同作業による「ワンストップ支援における留意点——複雑・困難な背景を有する人々を支援するための手引き」作成では，生活困窮，DV 被害，幼少期の逆境体験等を経験した相談者の支援について，相談者の特徴，支援におけるポイント，支援の実際を各４頁にまとめた。地域の支援者，研究者，自死遺族，ジャーナリスト等を含む手引き作成チームを組織し，各専門領域の講義や実践活動報告を行う公開の合宿セミナーを開催し，それをもとに大塚先生が中心になってまとめてくれた。ここでは困難を抱えた人の連携支援の構築が課題であったが，トラウマインフォームドケア（以下，TIC と略す）の普及は隠れたテーマであった。

本書から筆者が学んだこと

次に本書から筆者が学んだことを述べる。

第１章は TIC の基本的理解である。TIC は支援現場における再トラウマ化を予防するために生まれた概念であるが，ユニバーサルな支援であると述べている。トラウマ体験，生活の中のリマインダー，トラウマ関連症状の「トラウマの三角形モデル」は本人も含む支援者が理解を共有するのに役立つだろう。

第２章は地域精神医療における TIC である。患者の語りに耳を傾け，いたわり，困難をうまく乗り越える方策を対話の中で探すシンプルで原則的なケアの重要性を述べている。

第３章は子ども虐待と TIC である。虐待された子ども，養育者，支援者のすべてに，安全が保障された環境で，それぞれのアタッチメントが活性化し，機能することが望ましく，そのカギとなるのが TIC であると述べている。

第４章は社会的養護における TIC 実践である。トラウマによる反応や症状を妥当なものと認める態度と，トラウマ歴を有する子どもであっても自らの行動に責任をもつことが必要という考えの双方のバランスを保つことは，行動を制御し，主体性を取り戻すための取り組みであると述べている。

第５章は発達障害と TIC である。ADHD や ASD の子どもはトラウマとなるできごとを経験するリスクが高いこと，トラウマと発達特性に起因するストレスが明確に切り離せないことから，発達障害の支援現場にトラウマインフォームドな支援を加味することがニーズに合うと述べている。

第6章は児童相談所調査をもとに，全国的な，組織全体のTICの取り組みの必要性を指摘している。

第7章は大阪府における児童相談所を中心としたTIC実践と課題である。「子どもの回復を願う多くの人たちとともに成長していく児童相談所でありたい」という言葉は印象深い。

第8章は児童養護施設における，支援者と支援組織全体で取り組むTICである。児童養護施設入所児童の約3分の2に被虐待体験があり，支援者と支援組織も傷つきを抱えている可能性があることから，支援組織全体でTICに取り組むことの重要性を指摘している。

第9章は岡山県精神科医療センターを拠点病院とする子どもの心の診療ネットワークにおけるTIC普及の取り組みである。機関を超えた学び合い（協働）による人材育成や，岡山県精神科医療センター内におけるトラウマ関連症状やトラウマ歴を扱うことのできる職員の増加が紹介されている。

第10章はTICの考え方を学校教育に応用させたトラウマセンシティブスクールの紹介である。トラウマを抱えた子どもだけでなく，学校に関わるすべての人々の安心・安全な環境の提供については，TICのCをケアとコミュニティの重なるものと読むと興味深い。

第11章は精神科医療におけるTICについて，米国での発展経緯，精神科入院における行動制限最小化のコア戦略の一つにTICがあること，日本精神科救急学会の精神科救急医療ガイドラインにTIC普及が含まれていることを紹介している。そして，実装科学の観点からの評価をもとに，精神科専門職の養成プログラムにTICが組み込まれることへの期待を述べている。

第12章は精神科クリニックの診療記録の二次解析をもとに，精神科外来におけるTICの視点の重要性を指摘している。

第13章は精神保健福祉センター・保健所の質問紙調査の報告である。これらの機関における展開の重要性を指摘している。

第14章は地域におけるトラウマの影響を理解していく一手段として，展覧会『トラウマ展——みてないことへの寄り道』の取り組みと参加者の感想を紹介している。ここではTICのC（ケア）をコミュニティ（C）に重ねることの重要性が示されている。

将来への期待

筆者は研修等で話をする時，WHO（世界保健機関）が1998年に健康の定義改訂の提案を行ったことに触れることが多い。改訂の提案では傍点が追加された。

「健康とは，病気でないとか，弱っていないということではなく，身体的にも，精神的にも，スピリチュアルにも，そして社会的にも，すべてが満たされた動的な状態にあることをいう。Health is a dynamic state of complete physical, mental, spiritual and social well-being and not merely the absence of disease or infirmity.」

「スピリチュアル」は人間の尊厳の確保や生活の質の観点から，「動的」は健康と疾病は連続したものであることから追加することが提案され，WHO総会で審議した結果，採択が見送られた。筆者は「スピリチュアル」に，人が生きる土台にあるものや，歴史や文化を連想する。すなわち，健康とは，ある個人のうちにある，その時点の精神的・身体的・社会的健康状態に加えて，家族や社会の背負ってきた，その人につながる歴史で構成された動的な状態ということもできる。

トラウマは，健康の定義の中の「精神的」と「スピリチュアル」にまたがるもので，TICとは生きる力の回復支援ではないか？　本書の執筆者とこのことを話し合いたいと思う。

さて，TICは支援現場における再トラウマ化を予防するために生まれた概念であるが，ユニバーサルな支援としての持続的発展と普及を強く願う。その一方，われわれは輸入されてきた言葉や概念が10年くらいで忘れ去られ，消えていくこともしばしば経験してきた。本書は，子ども支援，精神保健医療を中心に，TICの実践に糸口をつけたものであるが，それは，実証科学として，実践として発展し，継承されていかねばならない。そのためのヒントはPDCAとSDCAにあるように思われる。古谷健夫氏（株式会社クオリティ・クリエイション）は，価値創造のためには，方針管理（PDCA サイクル），日常管理（SDCA），風土づくり（QC サークル活動），問題解決（QC 的なものの見方・考え方）が大切であると述べている。SDCA とは，Standardize（標準化）⇒ Do（実行）⇒ Check（検証）⇒ Act（是正処置）⇒ S のサイクルである。TIC の実践はまさに入り口に立ったところであり，その持続的発展と普及には，ここに述べた価値創造の考え方と実践が役立つのではないか。

筆者の勤務する川崎市総合リハビリテーション推進センターは，障害者更生相談所と精神保健福祉センターの統合によって整備されたが，単に組織を一つにしただけではない。高齢者や障害児も含めた保健・医療・福祉サービスの質の向上やネットワーク化を推進する全市的な連携拠点であり，地域共生社会（インクルーシブな社会）実現のための行政の実践・技術センターである。当センターの活動においても TIC は重要な基盤であり，その普及と実践に取り組みたい。

本書が TIC の実践書として版を重ねることを祈念する。

令和４年８月

川崎市総合リハビリテーション推進センター所長
竹島　正

目　次

第Ⅰ部　トラウマインフォームドケア概論

第Ⅱ部　子どもの医療・福祉・教育領域でのトラウマインフォームドケア

I

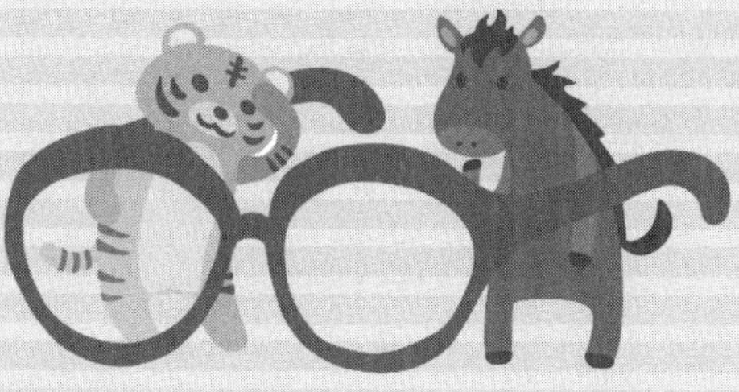

トラウマインフォームドケア概論

第1章

トラウマインフォームドケアとは

亀岡智美

はじめに

トラウマインフォームドケア（Trauma-Informed Care：TIC）とは，医療・保健・福祉・教育・司法などさまざまな領域で，トラウマについての理解を深め，サービスの多様な局面でトラウマへの癒しを大切にしようとする支援の基本概念である[13]。また，トラウマの影響を理解しそれにしっかりと対応するための，ストレングスを基盤にした枠組みでもある。TICでは，支援者とクライエント双方の身体面・心理面・感情面の安全が重視され，クライエントがコントロール感を取り戻しエンパワーされる機会が提供される[16]。このようにTICは，トラウマの理解に基づいた支援／ケアの基本概念であり，注目する側面によっては，Trauma-Informed ApproachやTrauma-Informed Practice，Trauma-Informed Systemなどの用語が用いられることもある[41]。

TICは，医療・保健・福祉・教育・司法など，さまざまな領域でも利用可能なツールであるし，さらにいえば，専門家以外の人でも用いることができるものである。たとえば，町で困っている障害者を見かけたら，一般市民が思わず手を差し伸べることはよくあることである。このような支援をDisability-Informed Care（障害の理解に基づく支援）とするならば，そのトラウマ版がTICである[13]。

このように考えると，案外たやすいようにも思えるが，その一方で，TIC

が特定の治療プログラムのような明確な輪郭をもつものではないために，漠然としてとらえどころがないのも事実である。要するに，TICとは，従来それぞれの領域で受け継がれてきたさまざまな支援方法や治療法と並立するものではなく，すべての支援方法や治療法の基盤の部分に，通奏低音のように絶えず流れているべきものなのである。

わが国の精神科看護，精神医療，教育，児童福祉領域にTICの概念が紹介され始めたのは，2010年代のことである[26]。その頃，海外のさまざまな学術会議のトラウマ関連のセッションでは，さかんにTICについての議論がなされていた。それでも，当時の筆者らは，心的外傷後ストレス障害（posttraumatic stress disorder：PTSD）への認知行動療法である持続エクスポージャー法（Prolonged Exposure Therapy：PE療法）やトラウマフォーカスト認知行動療法（Trauma-Focused Cognitive Behavioral Therapy：TF-CBT）を習得したり実践したりすることに没頭しており，なぜ効果が実証された治療法が確立され普及しているのに，TICなどという，なんだかあやふやで中途半端なものが必要なのか？　と不思議に思ったものだ。しかし，数年後，いくつかの機関でTF-CBTの試行実践を開始する段階になって，大きな壁にぶつかることになったのである[22,24]。

一般的にトラウマケアを考える時，図1-1に示すような3層構造モデルが示されることが多い。3層構造のトップに位置づけられるのは，トラウマに特化

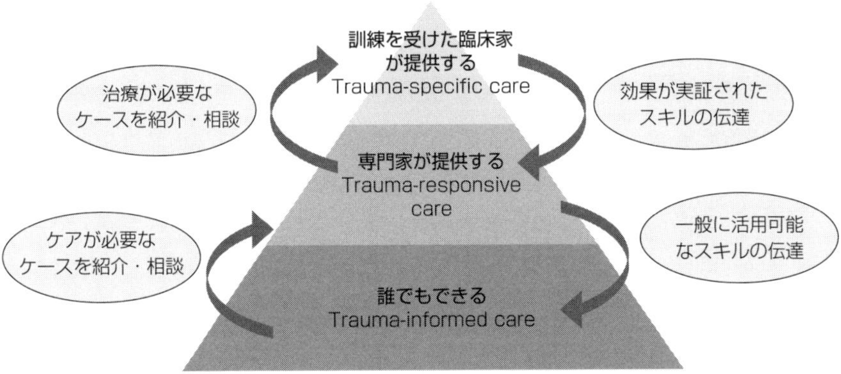

図1-1　持続可能なTICモデル：効果が実証された治療プログラムを核にしたTIC

したPTSDへの治療プログラムである。PE療法，眼球運動による脱感作と再処理法（Eye Movement Desensitization and Reprocessing：EMDR），認知処理療法（Cognitive Processing Therapy：CPT），PTSDへの認知療法（Cognitive Therapy-PTSD：CT-PTSD）や，子ども向けにはTF-CBTなどがある。これらは，PTSD治療ガイドラインにおいてもその効果が実証されており[11]，その中のいくつかはわが国でも効果が実証されているものである[5)19)28]。

当時，筆者がホームグラウンドとしている，児童福祉や児童青年期精神医学領域で，トラウマについて適切な知識を有している臨床家は，今よりもずっと少なかった。子どものPTSDのアセスメント技術を有している臨床家もほとんどいなかった。その中で，PTSDの専門治療を実践しようとすると，「よくわからないけどトラウマ関連だと思われる」問題行動がひどい事例や対応困難で煮詰まっている症例などが，何の準備もされないまま，TF-CBTの技術を有している専門家のところに丸投げされてきたのである。紹介を受けた臨床家は，ほとんど支援ニーズを表明していない子どもと関係を構築し，トラウマについての一般的な心理教育とPTSDのアセスメントを実施し，子どもや養育者の治療意欲を引き出し，それからやっと専門的なTF-CBTに取り組む，ということになった。中には，TF-CBTの治療対象とはならないケースも多くあった。結局，高度な技術を有する臨床家が，ケースの取捨選択に埋没してしまい，その技術を十分発揮できない事態となったのである。さらに，治療終了後の子どもの健全な成長をサポートしていくためには，治療者だけではなく，家族や地域社会を含めたエコロジカルなサポートシステムを構築する必要がある。しかし，そのサポートシステムの構成要員である支援者にトラウマに関連する知識がないと，子どもをひたすら温かく見守るだけの支援や，従来の叱咤激励・道徳的倫理的指導に終始してしまい，トラウマの観点に立った支援が失われてしまうことも少なくなかった[22)24]。

TICは，まさに，このような事態を改善するために生まれてきた概念である。本書では，TICのとらえどころのなさを少しでも払拭し，さまざまな領域の専門家がTICやTrauma-Responsive Careに精通できるように，そして，わが国において持続可能な形でTICが発展していけるように，多角的な視点でTICを概観していきたい。なお，本書では，便宜上Trauma-Responsive Careと

Trauma-Informed Care をあえて区別せず，TIC と記載している。

1．TIC 発展の背景

TIC の概念が発展する基盤となったことの一つに，近代の PTSD 概念が確立されたことと，そのメカニズムが解明されてきたことが挙げられる。PTSD は 1980 年に発表された米国精神医学会の診断基準である「精神疾患の診断・統計マニュアル改訂第 3 版（DSM-Ⅲ）」[3]に初めて登場し，現在使用されている DSM-5 [2]に至るまで改訂を加えられてきた病態である（表 1-1）。また WHO の最新の診断基準である ICD-11 では，複雑性 PTSD が公式の診断基準として初めて認められた[6]。

PTSD は，無害な刺激によってトラウマとなるできごとの記憶が，本人の意思とは関係なく想起され，トラウマを体験した時のように著しい恐怖を感じてしまう病態である。脳画像研究[39)44)]や分子生物学的研究[32]，エピジェネティッ

表 1-1　PTSD 診断基準（DSM-5[2]より抜粋・改変）

A．実際に危うく死にそうなできごとや重篤なケガを体験した（1 回以上の性的暴行を含む）
1．直接体験　2．他の人の同様の体験を目撃　3．身近な親族や友人が同様の体験をしたと知った　4．トラウマとなるできごとを繰り返し体験する，または，嫌悪を催すような詳細に暴露される

B．侵入症状
トラウマとなった出来事に関する不快で苦痛な記憶が突然よみがえってきたり，悪夢として反復される。思い出した時に気持ちが動揺したり，その時と同じような身体反応が出現する。

C．回避症状
出来事に関して思い出したり考えたりすることを極力避けようとしたり，思い出させる人，物，状況や会話を回避する。

D．認知と気分の陰性の変化
否定的な認知，興味や関心の喪失，周囲との疎隔感や孤立感を感じ，陽性の感情（幸福，愛情）が持てなくなる。

E．覚醒度と反応性の著しい変化
イライラ感，無謀な自己破壊的行動，過剰な警戒心，ちょっとした刺激にもひどくびくっとするような驚愕反応，集中困難，睡眠障害がみられる。

上記の症状が 1 ヵ月以上持続し，それにより顕著な苦痛感や，社会生活機能に支障をきたしている場合に診断される。

ク研究[35]など，PTSD の生物学的要因についての研究が進み，PTSD が脳機能障害によって生じる病態であることが判明するにつれて，身体疾患と同様に，クライエント本人が自らの症状とそのメカニズムを理解し，症状をコントロールするために能動的に治療やケアに参加することの重要性が注目されるようになった[26][41]。

さらに，TIC の発展に大きく寄与した研究として，1995 ～ 1997 年に米国疾病予防管理センター（Center for Disease Control and Prevention：CDC）が実施した逆境的小児期体験（Adverse Childhood Experiences：ACEs）研究が挙げられる[10]。それによると，18 歳までの被虐待体験，両親の離婚や DV，家族の物質乱用・精神疾患・服役などの経験が累積するほど，成人になってからさまざまな精神疾患や身体疾患，不適応行動のリスクが高まることが明らかになったのである。すなわち，ACEs が累積すると，その後の神経発達不全を引き起こし，それが社会・情緒・認知面の障害につながり，心身の健康不全や社会不適応・行動上の問題として表面化し，さらには寿命にも影響するというモデルが提唱されたのである。

当然のことながら，これらの人の多くが，その後の人生において，医療・保健・福祉・司法と関わりをもつようになる可能性が高い。そして，過去のトラウマや ACEs から派生してきた問題の末端に位置する心身の疾患や社会行動上の不適応のみに目を向けて対応するアプローチは有効ではなく，その人のトラウマ歴や ACEs と，現在認められている症状や問題との関連に目を向けることこそが重要であると考えられるようになったのである[26][41]。実際に，1990 年代の米国では，レイプや DV 被害のサバイバー，物質使用障害から脱することができない人やホームレス生活に陥っている人たちの支援現場で，彼らが高率にトラウマ体験や ACEs を有しており，彼らの過去のトラウマや ACEs に目を向けなければ支援がうまくいかないことに気づかれるようになった[16]。

ちなみに ACEs 研究は，家庭外逆境体験の項目を増やしながら，現在に至るまで各国で調査がなされている。これらの調査においても，ACEs が累積しているケースでは，メンタルヘルス不全や慢性の身体疾患のリスクが高く，問題のある物質使用や対人間暴力（被害・加害），自傷や自殺のリスクが高まることが報告されている[17]。その結果，次世代の ACE リスク（暴力，精神疾患，物質使用など）が高まるなど，公衆衛生上の大問題であることから，現在では国連の持続可能な開発目標（Sustainable Development Goals：SDGs）においても，ACEsの予防，レジリエンスの向上，ACEsに配慮したサービスの提供などが盛り込まれている[17]。

このような流れの中で，米国でTIC推進の要となってきたのは，米国福祉省薬物乱用精神保健サービス局（Substance Abuse and Mental Health Services Administration：SAMHSA）であり，SAMHSAのもとに2005年に設立された米国トラウマインフォームドケアセンター（National Center for Trauma-Informed Care）である[41]。米国ではすでにTIC普及と実装を目的とした法律（Trauma-informed Care for Children and Families Act of 2017; A Resolution recognizing the importance and effectiveness of trauma-informed care）が制定されており，さまざまな領域でTICが実践されている。精神医療や司法領域では，興奮患者に対して威圧的な対応をとらないことで，患者と医療提供者双方のケガが減少したことが報告されている[7]。小児科医療や社会的養護においても，TICを導入することで，子どもや家族に肯定的な変化が認められたことが報告されている[34]。

一方，わが国では，2014年頃から精神科看護領域[18)30)31]・教育[36)37]・児童福祉領域でTICの概念が紹介され[4)38]，実践報告がなされるようになった。特に日本精神科救急学会では，行動制限を最小化するための研究[7]を発展させ，2015年には学会レベルでTICの概念を取り入れた[14]ことは注目に値する。その後，本書の第Ⅱ，Ⅲ部に掲載されているように，TIC実践普及のための調査やさまざまな取り組みが展開されることとなった。

2．トラウマ／ACEsの広がり

医療・保健・福祉・教育・司法の各領域では，その領域で王道とされる従来の対応方法では，支援や治療がなかなかうまくいかず，それればかりか，時を経るにつれてさまざまな問題が雪だるま式に増大し，ますます対応困難になっているケースは少なくないだろう。このようなケースの中に，トラウマ歴やACEsを有している人が多いと考えられている。

わが国において，最低１つのトラウマとなりうる体験を有している人は，一般人口で約６割とされている[29]が，精神科診療所の外来通院患者では約９割であることが報告されている[43]（第12章参照）。また，１つ以上のACEsを有する人は，一般人口で約３割であるが[12]，精神科診療所の外来通院患者では約６割であることも報告されている[43]（第12章参照）。これらのトラウマ歴やACEsを有する人の中には，人生の早期より慢性反復性に養育者などから虐待を受けたために安全なアタッチメントを形成できなかった人，家庭内の諸問題や貧困・家庭外でのいじめやハラスメントなどのために慢性的に強いストレスにさらされてきた人，大きな自然災害や事故・犯罪被害・性的暴行・大切な人の突然の死などを体験しPTSDやトラウマ関連障害に苦しんでいる人などが含まれる。

一方，児童青年のトラウマ体験とPTSDに関するメタ解析では，DSM-Ⅳまたは５のPTSD診断のＡ基準（実際にまたは危うく死ぬ，深刻なケガを負う，性的暴行などのできごとを直接体験する，または目撃する，親しい人の体験の伝聞など）[2]に該当するような体験をした児童青年のPTSDの発症率は約16％であり，その中でも対人間トラウマを体験した児童青年では約25％であると報告されている。一般的に女子のほうが男子に比べてリスクが高いことが判明しているが，対人間トラウマを体験した女子のPTSD発症率は約30％強であるとされている[1]。

これらの報告を見る限り，あらゆる対人支援の現場に，トラウマ歴やACEsを有する人が数多く存在していることが推察される。また，これらの人の主訴は，心身の健康に関すること，生活や学業／職業に関する問題，司法に関連する事柄など多岐にわたるため，それぞれが抱えるトラウマやACEsの存在を見逃さないことが不可欠である[8][33]。

3．トラウマ／ACEsの広範な影響

トラウマは，できごと（Event）や状況の組み合わせの結果として生じ，身体的・感情的に有害であるか，または生命を脅かすものとして体験（Experience）され，個人の機能的および精神的，身体的，社会的，感情的またはスピリチュアルな幸福に，長期的な悪影響（Effect）を与えるものである

とされている[41]。このようにトラウマはその人の人生にさまざまな影響を与えるのだが，その否定的側面は，感情制御の問題や行動上の問題，自分自身への否定的認知や世の中／他者に対する不信，対人関係上の困難，心身の健康不全などとなって顕在化することが多い。

トラウマ歴やACEsを有する人は，過酷な環境を生き抜くための戦略として，回避・麻痺や解離，あるいはその反対の過剰覚醒，さらには否定的な感情や認知などのトラウマ反応を身につけていることが多い。時には，それがPTSDの病態の表れである場合もある。それだけに，治療や支援の場が安全であると感じられないと，そのことがトリガーとなって，まるで過去に経験したトラウマとなるできごとや逆境が今起きているように感じ，その場から逃げ出したり，過剰に反応してしまったりすることが少なくない。たとえば，一方的に力が行使される状況は，トラウマ歴やACEsのある人にとっては安全とは言いがたく，ただでさえ脆弱な自己制御力をさらに奪ってしまうものとなりうる。このように，トラウマ歴やACEsを有する人は，さまざまなサービス提供の現場で，弱者の立場に置かれることが多いだけに，支援者側は力の不均衡に常に敏感でなければならない[23]。

また，トラウマ歴やACEsを有する人は，複数の問題を同時に抱えていることが多いのだが，これらを別個のものとして支援する，あるいは，一つひとつ順番に支援していくのではなく，統合的に支援することが必要であるとされている。すなわち，その人の根底にあるトラウマやACEsの問題に目を向け，一人ひとりの痛みや内なるニーズに応じようとする姿勢が求められるのである[9]。

4．TICに求められること

冒頭で述べたように，TICはトラウマやACEsの理解に基づいたケアの基本概念であるため，具体的なTICの実践方法については，各機関の実情に応じて展開していく必要がある。一般的に，TICに必要とされる共通要素は，①トラウマへの気づきやトラウマの広範な影響について理解すること，②トラウマのスクリーニングやアセスメントの実施，③トラウマへの基本的な対応方法を知ること，④トラウマインフォームドな組織を構築すること，に集約されると思われる[40,41,42]。

⑴ TIC 提供の前提条件：4つのR

SAMHSA は，TIC 提供に必要な4つの前提条件を示している（図1-2）。すなわち，TIC を提供するにあたって，トラウマの広範な影響とその回復過程を理解していること（Realize），クライエント本人・家族・支援者のトラウマサインや症状に気づくこと（Recognize），トラウマについての十分な知識に基づいて対応し適切な方針や手段を実践すること（Respond），そして，クライエントの再被害を予防すること（Resist re-traumatization）である[41]。

トラウマの広範な影響とその回復過程を理解するためには，継続的な職員研修が不可欠であるが，その際，専門職だけではなく，クライエントと直接接する受付・警備・清掃に携わる職員など，組織全体で取り組むことが推奨されている。

また，トラウマのサインや症状に気づくためには，スクリーニングやアセスメントが不可欠である。精神科医療機関や児童相談所など，その後の治療や処遇決定を担当する機関では，トラウマや PTSD に関する詳細なアセスメントが欠かせないが，それ以外の機関においても，トラウマに関する簡単なスクリーニングは必要であるとされている。スクリーニングに際しては，クライエン

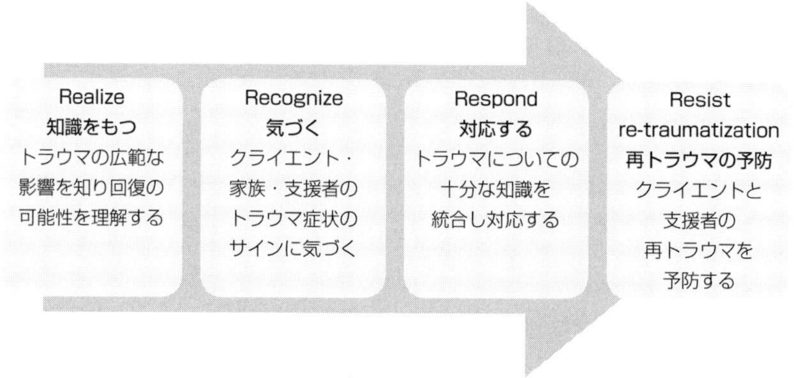

図1-2　TIC の主要な前提条件：4つのR[41]

トのスティグマを軽減するために，対面式ではなく簡便な自記式質問紙などが推奨されている[42]。また，一般的なトラウマの心理教育を提供したり[15][21]，先述した疫学情報を提供したりしながら，クライエントの自責感やスティグマを軽減することに重点を置く必要がある[20]。この時必要なのは，そのクライエントが過去にトラウマ歴や ACEs を体験しているかどうかを大雑把に知ることであり，体験時のクライエントの気持ちを深堀りして聴取する必要はない。むしろ，深く聴取することは，この段階では禁忌である。

TIC では，クライエント自身が，過去のトラウマの影響で，現在困難に陥っているということに気づくことが何よりも大切である。そのために，スクリーニングやアセスメントの結果をクライエント自身にフィードバックすることが不可欠である。これはクライエントが子どもの場合でも例外ではない。自らの置かれた状況を正しく理解することが，クライエントの回復への意欲を強化するのである。

一方，恥の気持ちや安全感の欠如，自責感などのために，トラウマ歴を開示しない人もいる。このため，スクリーニングの質問自体が，その人にとって苦痛を伴うかもしれないことを理解したうえで，実施することが大切である。また，スクリーニングに応じるかどうかの決定権は本人にあるということを丁寧に説明し，本人の積極的関与を促すことが大切である。それでもスクリーニングに抵抗する人に対しては，「人に話したくないくらいつらいできごとを体験した可能性があるかもしれない」ことを念頭に TIC を提供するとよい[9][13]。

筆者らは，TIC を提供する際に，トラウマの三角形のモデル（図 1-3）を使用し，過去のトラウマ歴や ACEs によってトラウマ反応として現在の症状や

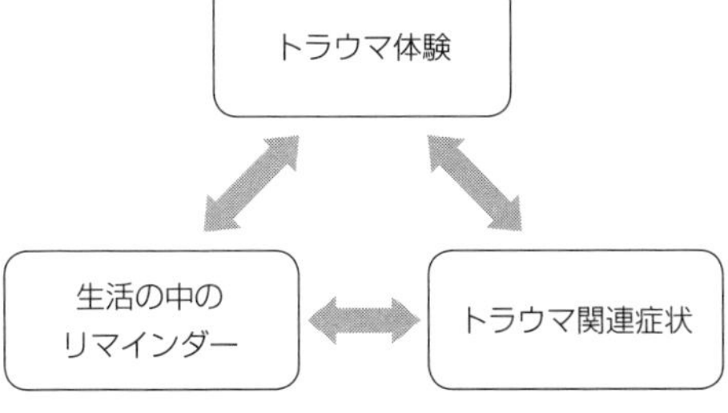

図 1-3　トラウマの三角形[25][27]

問題行動が出現していること，そして，その症状を引き起こすリマインダー（トリガー，ひきがね）が存在するということを，支援者とクライエントが共有することを推奨している[25)27)]。この際，支援者とクライエントが，トラウマやACEsについて，共通の言葉で語れるようになることが重要である。こうしてクライエント自身が，自分の置かれた状態を正しく理解することによって初めて，クライエントは自らの感情や行動が妥当なものであると認識し，それらを制御可能なものにしていくために，支援者と積極的に協働しようとし始めるのである。

⑵ TIC提供の際の基本原則

SAMHSAは，TICを提供する際の６つの基本原則を掲げている（表1-2）[41)]。まずは，支援の場が安全であること，クライエントが敬意をもって受け入れられていると感じられることが何より大切である。さまざまなトラウマ歴やACEsを有する人は，それとは真逆の安全な対人関係の脈絡において癒されていく。治療や支援関係においては，一貫性があり，予測可能で，非暴力的な関係が保障されていることが重要である[9)]。

表1-2　TICの基本原則[41)45)]

1．安全
組織全体を通じて，クライエントと職員が身体的・心理的に安全であると感じていること。対応の一貫性，予測可能性。

2．信頼性と透明性
意思決定は透明性をもって行われ，信頼の構築と維持が目標になる。

3．ピアサポート
共通の経験を有する人が組織に組み込まれ，サービス提供に不可欠な存在とみなされている。

4．協働
職員とクライエント，組織の職員間の力の差の不均衡をなくし，サービス提供側とクライエントが協働で意思決定することを促進する。

5．エンパワメント
クライエントや職員の強みを認識し，それを強化し実証するレジリエンスやトラウマを癒す力を信じる。

6．謙虚さと対応性
偏見や固定観念（例：人種，民族，性的指向，年齢，居住場所に基づく）および歴史的トラウマを認識し，それに対応する。

また，相互の尊敬があり，必要な情報が共有されるというつながりは，トラウマやACEsに苦しむ人に希望を与え，それがひいては，支援への積極的関与につながる。支援者には，クライエントが「過酷な状況を一人で生き抜いてきた勇気ある人」という視点をもって接することが求められる。そのためには，たとえ些細なことであったとしても，クライエントの能動的な選択が最大限尊重されることが必要である。このような丁寧な対応を繰り返すことによって，トラウマ歴やACEsを有する人は，自分の行動を自分で決定しコントロールする感覚を取り戻していくのである。

さらに，TICでは，エンパワメントの視点が大切にされる。トラウマとなるできごとやACEsによる恐怖や無力感に圧倒されている人に対しては，最初の段階で，本人の負担を増大するような助言指導やスキルの教授などに偏った支援がなされると，本人の無力感を強化してしまう恐れがある。これらの人は，過酷な状況を生き延びるために，自分なりの対処法を編み出していることが少なくない。これら本人の孤軍奮闘に光を当て，まずはその人を勇気づけることが大切なのである。

一般的に，トラウマ歴やACEsを有する人は，過酷な環境を生き延びるために，感情を麻痺させたり，解離したりすることがあるため，治療や支援現場で苦痛に感じることがあると，同様の戦略を使って，何とかやりすごそうとすることが少なくない[9)]。そして，これらの態度が，意欲のなさや治療抵抗とみなされることもある。正当な異議申し立てが破局的な結果となるような環境を生き延びてきた人にとって，相手に迎合することも得意技である。それだけに，支援者側は「支援者－クライエント」間に力の不均衡が存在していることを認識し，意図せずクライエントに対して支配的になっていないかどうかについて，常に敏感でいることが求められる。

5．TIC実践の際の障壁

新しい概念を既存の組織風土に導入する際には，たいてい，さまざまな障壁がつきものである。TIC導入にあたっても，クライエントと支援者側双方の障壁があるとされている[42)]。クライエント側の障壁としては，クライエント自身が自分の症状を過去のトラウマと関連づけてとらえておらず，自分の痛みを適切に報告できない場合があることや，気づいていたとしても，不快な感情を惹起するできごとについて話すことを躊躇する場合があることが挙げられている。さらに，あまりに多くの否定的な体験をしているクライエントの場合は，それがその人にとっての常態であるため，それぞれのできごとをトラウマとしてとらえていないことも障壁の一つであるとされている。

一方，治療者や支援者側にも数多くの障壁があり，クライエントのトラウマに向き合うことを回避しがちであることが指摘されている。たとえば，①トラウマやそれに関連する症状についての質問は，従来の標準的な面接では取り上げられてこなかったため抵抗がある，②トラウマがクライエントの心身の健康に与える影響を過小評価している，③トラウマ関連の問題をケアする前に今顕在化している症状に対応すべきだという信念，④トラウマ関連の問題に効果的に対応するためのトレーニングの欠如，⑤クライエントがトラウマ反応を示した時にどう対応すればよいかわからないという不安，⑥トラウマに触れることがクライエントを動揺させるのではないかという恐れ，⑦トラウマ関連の問題に対応するための十分な時間がとれない，などである。

これらの障壁を一気に乗り越えることは至難の業であろうが，少なくとも，TIC 導入にあたっては，これらの障壁を認識したうえで，一つひとつ取り除いていく努力が求められる。

おわりに

TIC は，支援現場での再トラウマ化（ACEs やトラウマを有する人を支援者が再び傷つけてしまうこと）を予防するために生まれてきた概念であるが，その一方で，ユニバーサルな支援でもあるため，ACEs やトラウマ歴を有しない人に対しても有用である。それだけに，対人支援サービスに関わるすべての人が，TIC の知識を身につけ，実践力を高めることが重要である。

米国 TIC Implementation Resource Center では，ケア提供者のあり方を「治す人」から「癒す人」に転換することを推奨している[45)]。たとえば，大腿骨骨折をしている人がそれに気づかず放置しながら生活をしていることは通常ありえないが，トラウマは目に見えないために，相当深刻なトラウマを抱えているにもかかわらず，クライエント本人もそれとは気づかず，痛みに耐えかねてうめきながら，あるいは，痛みを感じないようにしながら，生きていることはよくあることである。TICでは，このような人に対して，まず「あなたは骨折（こころに大ケガ）しているかもしれませんよ。そんな足で歩こうとしたら痛いでしょう（トラウマを抱えながら生きていくのはつらいでしょう）」と伝え，その人の痛みを理解しようとするのである。そのうえで，トラウマ歴やACEsを抱えた人が，主体的に生きていくための知識とスキル（トラウマの痛みを軽減するための工夫）の向上をサポートすることこそがTICなのである。

〔文 献〕

1）Alisic E, Zalta AK, van Wesel F et al：Rates of post-traumatic stress disorder in trauma-exposed children and adolescents: meta-analysis. *Br J Psychiatry* 204：335-340, 2014

2）American Psychiatric Association：*Diagnostic and Statitical Manual of Mental Disorders. Fifth edition.* American Psychiatric Publishing, 2013（日本精神神経学会日本語版用語監修，髙橋三郎，大野裕監訳：DSM-5精神疾患の診断・統計マニュアル．医学書院，2014）

3）American Psychiatric Association：*Diagnostic and Statistical Manual of Mental Disorders. 3rd edition.* American Psychiatric Publishing, 1980（高橋三郎，花田耕一，藤縄昭訳：DSM-Ⅲ精神疾患の診断・統計マニュアル．医学書院，1982）

4）浅野恭子，亀岡智美，田中英三郎：児童相談所における被虐待児へのトラウマインフォームド・ケア．児童青年精神医学とその近接領域 57：748-757，2016

5）Asukai N, Saito A, Tsuruta N et al：Efficacy of exposure therapy for Japanese patients with posttraumatic stress disorder due to mixed traumatic events: A randomized controlled study. *J Trauma Stress* 23：744-750, 2010

6）飛鳥井望：複雑性PTSDの概念・診断・治療．精神療法 45：323-328，2019

7）Borckardt J, Madan A, Grubaugh AL et al：Systematic investigation of initiatives to reduce seclusion and restraint in a state psychiatric hospital. *Psychiatr Serv* 62：477-483, 2011

8）Craine LS, Henson CE, Colliver JA et al：Prevalence of a history of sexual abuse among female psychiatric patients in a state hospital system. *Hosp Community Psychiatry* 39：300-304, 1988

9）Elliott DE, Paula B, Fallot RD et al：Trauma-informed or trauma-denied: Principles and implementation of trauma-informed services for women. *J Community Psychol* 33：461-477，2005

10）Felitti VJ, Anda RF, Nordenberg D et al：Relationship of childhood abuse and household dysfunction to many of the leading causes of death in adults. The Adverse Childhood Experiences（ACE）Study. *Am J Prev Med* 14：245-258, 1998

11）Forbes D，Bisson JI，Monson CM et al：*Effective Treatments for PTSD Practice Guidelines from the International Society for Traumatic Stress Studies. 3rd edition.* Guilford Press, 2020

12）Fujiwara T，Kawakami N，World Mental Health Japan Survay Group：Association of childhood adversities with the first onset of mental disorders in Japan: results from the World Mental Health Japan, 2002-2004. *J Psychiatr Res* 45：481-487, 2011

13）Harris M，Fallot RD：*New Directions for Mental Health Services: Using Trauma Theory to Design Service Systems.* Jossey-Bass，2001

14）日本精神科救急学会監修，平田豊明，杉山直也編：精神科救急医療ガイドライン 2015 年版．へるす出版，2015

15）Holmes MM：*A Terrible Thing Happened.* Magination Press, 2000（飛鳥井望，亀岡智美監訳：こわい目にあったアライグマくん．誠信書房，2015）

16）Hopper EK，Bassuk EL，Olivet J：Shelter from the Storm: Trauma-Informed Care in Homelessness Services Settings. *Open Health Serv Policy J* 3：80-100, 2010

17）Hughes K，Bellis MA，Hardcastle KA et al：The effect of multiple adverse childhood experiences on health: a systematic review and meta-analysis. *Lancet Public Health* 2：e356-366, 2017

18）石井美緒：トラウマインフォームドケア（トラウマを念頭に置いて臨むケア）．精神看護 17：92-93，2014

19）Kameoka S, Tanaka E, Yamamoto S et al：Effectiveness of trauma-focused cognitive behavioral therapy for Japanese children and adolescents in community settings: a multisite randomized controlled trial. *Eur J Psychotraumatol* 11：1767987, 2020

20）亀岡智美：子どものトラウマとアセスメント．トラウマティック・ストレス 10：131-137，2013

21）亀岡智美：こころとからだのケア―こころが傷ついたときのために．平成 22 年度厚生労働科学研究費補助金 生育疾患克服等次世代育成基盤研究 H20―子ども―一般―006（主任研究者：奥山眞紀子）分担研究「子どものトラウマへの標準的診療に関する研究」，2016（https://www.j-hits.org/_files/00106856/1_1kokorotokarada.pdf）

22）亀岡智美：トラウマインフォームドケアの必要性．こころの科学 208：24-28，2019

23）亀岡智美：トラウマインフォームドケアの意義と広がり―見逃されがちなトラウマへのケアに向けて．精神科治療学 35：579-582，2020

24）亀岡智美：小児精神神経科領域とトラウマインフォームドケア．小児の精神と神経 60：137-144，2020

25）亀岡智美：精神科医療におけるトラウマインフォームドケア．精神神経学雑誌 122：160-166，2020

26）亀岡智美，瀧野揚三，野坂祐子他：トラウマインフォームドケア―その歴史的展望．精神神経学雑誌 120：173-185，2018

27）亀岡智美：子ども虐待とトラウマケア―再トラウマ化を防ぐトラウマインフォームドケア．金剛出版，2020

28）亀岡智美，飛鳥井望編：子どものトラウマと PTSD の治療―エビデンスとさまざまな

現場における実践．誠信書房，2021
29）Kawakami N，Tsuchiya M，Umeda M et al：Trauma and posttraumatic stress disorder in Japan: results from the World Mental Health Japan Survey. *J Psychiatr Res* 53：157-165，2014
30）川野雅資：欧米での精神看護研修(16) Trauma Informed Care（トラウマ・インフォームド・ケア）．看護実践の科学 41：52-59，2016
31）川野雅資：特集 トラウマインフォームドケアとは何か？　精神科看護 44：4-19，2017
32）喜田聡，McHugh Thomas，金吉晴他：環境要因が導く精神疾患モデルを用いたマイクロエンドフェノタイプ同定と分子基盤解明．科学研究費助成事業研究成果報告書，2017
33）Lipschitz DS，Kaplan ML，Sorkenn JB et al：Prevalence and characteristics of physical and sexual abuse among psychiatric outpatients. *Psychiatr Serv* 47：189-191，1996
34）Marsac ML，Kassam-Adams N，Hildenbrand AK et al：Implementing a Trauma-Informed Approach in Pediatric Health Care Networks. *JAMA Pediatr* 170：70-77，2016
35）松澤大輔：ストレス関連精神疾患とエピジェネティクス．行動医学研究 22：57-64，2016
36）中村有吾，瀧野揚三：トラウマインフォームドケアにおけるケアの概念と実際．学校危機とメンタルケア 7：69-83，2015
37）中村有吾，木村有里，瀧野揚三他：教育分野におけるトラウマインフォームドケアの概念と展開．学校危機とメンタルケア 9：103-117，2017
38）野坂祐子，浅野恭子：児童養護施設におけるトラウマインフォームド・システムの構築―子ども間の性問題行動への理解と再発防止に向けた取組み．学校危機とメンタルケア 8：60-78，2016
39）大渓俊幸，笠井清登：PTSD の画像研究．飛鳥井望編：新しい診断と治療の ABC 70（別冊）．最新医学社，2011，pp71-79
40）Steele W，Malchiodi CA：*Trauma-informed practices with children and adolescents.* Routledge，2011
41）Substance Abuse and Mental Health Services Administration：SAMHSA's Concept of Trauma and Guidance for a Trauma-Informed Approach. HHS Publication No.(SMA)14-4884.，Rockville，2014（大阪教育大学学校危機メンタルサポートセンター・兵庫県こころのケアセンター訳：SAMHSA のトラウマ概念とトラウマインフォームドアプローチのための手引き．2018 https://www.j-hits.org/document/child/page6.html）
42）Substance Abuse and Mental Health Services Administration：Trauma-Informed Care in Behavioral Health Services. Treatment Improvement Protocol（TIP）Series 57. HHS Publication No.（SMA）13-4801.，Rockville，2014
43）田中英三郎，西川瑞穂，大久保圭策他：精神科診療所受診患者における逆境的小児期体験と生涯トラウマ体験の頻度および PTSD 症状に関する横断調査．精神神経学雑誌 123：396-404，2021
44）友田明美：脳科学から見た PTSD．友田明美，杉山登志郎，谷池雅子編：子どもの PTSD ―診断と治療．診断と治療社，2014，pp94-101

45）Trauma-Informed Care Implementation Resource Center（https://www.traumainformedcare.chcs.org/）

第2章

地域精神医療におけるトラウマインフォームドケア

大久保圭策

はじめに

世の中はトラウマティックなできごとに満ちている。そして，トラウマの影響はさまざまな領域で人の行動や精神的・身体的・社会的状態に影響を及ぼすこと，心理的と思われていた影響は脳自体の器質的変化を生むこともわかってきた。精神保健あるいは行動上の問題に対して効果的なサービスを提供するうえで，トラウマに対応することの重要性が理解されるようになり，トラウマインフォームドケア（TIC）の考えは，精神保健のパラダイムの進化と考えられている。畢竟，地域精神医療においてもトラウマへの理解に基づく関わりの必要性が広く認識されるようになってきている。虐待，いじめ被害，DV被害，事故，災害，犯罪被害などによるPTSDの診療に対応する機会があるのはもちろん，心身の失調の背景に過去のトラウマが関係していることもまれではない。

精神医療の領域では，TICから持続エクスポージャー法（PE療法），認知処理療法（CPT），トラウマフォーカスト認知行動療法（TF-CBT），EMDRなどトラウマに特化した治療（Trauma Specific Treatment）までをカバーすることになるが，どのレベルでの関わりにおいても，その医療機関の全体はTICに基礎づけられていることが必要である。組織としてTICの考えが行き届いていないところで，トラウマに特化した治療的介入が行われるのは，リスクのほうが大きい可能性を考えるべきだろう。

「地域精神医療」という言葉は，一般に病院精神医療の対義語として用いられることが多く，地域で精神障害者の生活を支える保健所，市役所，福祉施設，介護事業所，作業所，グループホーム，訪問看護ステーションなどの総体を指すが，精神医療におけるトラウマ関連問題を論じるには，精神科病院，非自発的医療の問題を避けて通るわけにはいかない。地域精神医療の対象となる患者の中に，精神科病院入院を経験した人も，精神医療との最初の出会いが精神科病院への非自発的入院であった人もいる。以下では精神医療全体，特に医療施設における現状と課題について述べる。

1．精神科臨床におけるトラウマ関連問題の難しさ

トラウマという言葉は，広く日常的に使用されるようになり，しばしば曖昧に使用されるようになっている。地域精神医療の現場では，後に述べるようにDSM-5によるPTSD診断におけるいわゆるA基準を満たす狭義のトラウマと広義のトラウマを峻別する必要がある。狭義のトラウマは，さらに単回性のⅠ型と反復性（あるいは複雑性）のⅡ型に分けられる[15]。幼少時から始まり，長期間続く，繰り返し広範な暴力にさらされる時に発生する最重度のトラウマをⅢ型とする考えもある[20]。愛着形成の段階で不適切養育をされた子どもなどの場合，人格が形成された後に起こるトラウマを想定した概念では，その影響の大きさをとらえきれない。Ⅲ型トラウマは，そのようなケースを想定していると思われる。

臨床現場における診断は，治療のためのものであると同時に鑑定的側面をも持っている。DSM-ⅢにPTSDという疾患概念が記載された1980年以降，この診断を根拠とした損害賠償請求の民事訴訟や刑法の傷害罪が裁判で争われることがあり，その際，医師の診断書は判決の根拠として重要な意味をもつ。

本邦でも，交通事故や性的被害，労働災害，傷害事件などでPTSDによる侵害賠償を請求する民事訴訟が提起されるようになり，1998年に民事損害賠償請求裁判で初めてPTSDが認められている[25]。また，2012年にはPTSDという精神的機能の障害が刑法上の傷害に当たるとの最高裁判断が示されてい

る[19]。

一方，精神科臨床ではこれらの外傷性ストレスに起因する精神疾患の真正性が問題視されることがあり，二次疾病利得を症状形成あるいは遷延の病因にみる補償神経症という概念も存在した。

PTSDに先立つ概念として，鉄道脊髄症，シェルショック，外傷ヒステリー，外傷神経症，驚愕神経症などが知られており，器質的な損傷の有無から機能性神経障害へとその病理の理解は変遷し，最近ではトラウマによる影響が脳実質に対して器質的な変化をもたらすという知見が積み上げられている。

トラウマ関連疾患の診断や精神鑑定には，主に2つの難しさがある。一つは，外因性の症状を心因性と診断してしまう可能性，もう一つはいわゆるA基準の存否に関する問題である。

古くは鉄道事故や炭鉱事故，最近では子宮頸がんワクチン後遺症やLong-COVIDの心身の失調など，その症状が心因性のものか外因性のものか鑑別が困難な場合がある。三井三池炭鉱での大規模な炭塵爆発事故では，大量の一酸化炭素中毒の後遺症（外因性）が発生したが，それを賠償欲求因による補償神経症（心因性）とする見解とが対立した。

PTSDの診断に際して，A基準はトラウマを引き起こした客観的事実の存在を前提としているが，その事実の確認が臨床では困難な場合がある。トラウマを引き起こしたできごとの存否が明らかでない場合の診断書の扱いには注意が必要である。ハラスメント訴訟など産業精神保健や離婚訴訟に関連した事例の診断には，特に注意を要する。症候から遡ってA基準の存在を想定すること（syndrome evidence）は避けなければならないが，A基準にあたるできごとがあったと仮定すれば患者の呈する症状はPTSDであるといえるとする仮言診断（hypothetical judgement）は可能とする考えもある[9]。一方，本邦でのPTSD診断が個人のパーソナリティ傾向やストレス脆弱性が考慮されずに安易になされているとする批判もある[10]。

以下の事例は，実際の多くの事例を参考にしているが，架空事例である。

【事例1】A子，40代女性

夫と子どもの3人家族。境界性パーソナリティ障害として治療を受けていたが，自分は夫の DV による PTSD であると主張し，離婚訴訟に際して，その旨診断書に記載することを要求した。夫および同居している A 子の実母からの聴き取りでは，そのような事実が確認できず，また実母によると，結婚前から A 子の認知・行動パターンは変わっていないとのことであった。担当医は，PTSD の診断基準を説明し，PTSD としての診断書は交付できない旨を説明したが，A 子は納得せず治療は中断した。その後，ほどなく他院で夫の DV による PTSD とする診断書が裁判に提出された。

対人関係のトラウマに関連する診断が，しばしば被害・加害を想定することになり，トラウマと現在の心身の失調を直線的な因果論で結んでしまう危険性には注意を要する。1990 年代に世間的にもブームとなったアダルトチルドレン概念は，アダルトチャイルドを自称する大量の患者を出現させることになった。少なくない自称アダルトチャイルドの患者は，加害者である親によって不適切な養育をされたことが原因で，無垢な被害者である自分の苦悩があるという過度に単純な図式でこの概念を理解していたように思われる。少なくない臨床医がトラウマ関連問題と距離をとろうとする理由の一端は，このようなトラウマ論の原因論的根本問題に由来する。複雑性 PTSD が ICD-11 に正式に入ったことで，A 基準問題は今後本邦でも過誤記憶（false memory syndrome）の問題も含め，さまざまな議論を呼ぶことが予想される。

一方，後に述べるように，精神科医療機関に通院している人の中には，逆境的小児期体験の経験者が多く，軽症の複雑性 PTSD と考えられる患者が想像以上に多いとの指摘もある[4)]。

2．精神医療自体のトラウマ性

精神医療の中のトラウマ問題を論じるには，まず精神医療自体のトラウマ性を俎上に載せなければならないだろう。本邦は精神障害者に対する非自発的入院を法的制度として有しており，2020 年度には 18 万 3685 件の医療保護入院，1435 件の措置入院があり[11)]，2021 年度末現在 817 人が医療観察法で入院している[12)]。また，諸外国に比して隔離・拘束件数が非常に多く，630 調査で把握できる全国の隔離・拘束は，調査が始まった2003年から2017年まで直線的に増加し続けていることも知られている。

これらの非自発的入院や身体の自由を剝奪される体験は，従来，人権問題として語られていたが，トラウマという新たな視点が導入された。

日本精神科救急学会は，『精神科救急医療ガイドライン 2015年版』[15]において「興奮・攻撃性への対応」の章で，「強制治療手段を用いることの多い精神科救急医療現場では，治療自体がトラウマ／再トラウマ体験になる危険性が高く，それは当事者のみならず治療スタッフにとっても同様である。TICの概念を取り入れることで，当事者と医療者との治療関係や予後の改善の効果が期待される」との認識を示し，1つの項を設けてTICについて詳細に解説している。また，日本精神神経学会も2022年3月19日付で「精神科救急・急性期医療における身体的拘束に関する基本認識」と題する見解を公表し，「身体的拘束は，最大限の注意を払って実施されても，患者に人としての尊厳を奪われたと感じさせるほどの大きな精神的苦痛を与える。そのトラウマ体験のために精神科医療に不信を抱き，その後の治療を忌避して症状悪化を繰り返す患者も少なくない」との認識を示した。

また，日本精神神経学会が「精神科病床で入院治療を受けているすべての患者の人権を擁護し，また彼らが権利を適切に行使できるように『意思の決定と表明』と『本人が希望する実効性のある支援の提供』を可能とすることを目的としている」（「アドボケイト制度導入に対する見解」2022年2月14日）と規定するアドボケイト制度について，現在厚生労働省の検討会でも議論されているが，これもTICの一つと位置づけられるだろう。

精神医療の領域で，いち早くTICの重要性を認識したのは，実際に患者の行動を管理しなければならない立場にある精神科看護師だったと思われる。2010年代中盤以降，精神科看護におけるTICの考えが徐々に広まり[8]，2017年以降精神科看護系の雑誌が繰り返しTICを取り上げている。

トラウマの視点を導入すると，プリベンション，インターベンション，ポストベンションが考えられなければならないが，精神医療自体に起因するトラウマに対するポストベンションについては今後の大きな課題であろう。

「濃厚な支援を必要とする重度の精神障害には，『ごく普通に（commonly）』

PTSDとしての側面があり，そのことに意識的になることが支援に必要な視野を広げる」という高木[21]の指摘は，地域精神医療を標榜する者にとって非常に重い。

【事例2】B男，22歳男性

20歳時に精神運動興奮を伴う幻覚妄想状態で発症し，自宅で暴れたため両親が警察を要請し，即日医療保護入院となった。約3ヵ月で症状は沈静化し，退院となった。退院後の初回の外来診察に両親が車で病院まで連れて行ったところ，B男は駐車場から走って逃げ出し，歩いて自宅に戻り自室にこもってしまった。以降，本人は通院を断固として拒否し，両親だけが薬をもらいに行っているという。そのような生活が2年間続き，困った両親は近くの精神科診療所に相談した。中学で不登校になった時に受診したことがある診療所だったので，担当医は本人のことをよく覚えていて，電話で本人と話し，受診の約束を取りつけることができた。受診した本人の話では，病院が近づくとパニックのように頭が真っ白になって，身体が震え出し，何も考えずに逃げ出したという。拘束されていた間の記憶は断片的だが，入院中から拘束されていた時の看護師や医師の言葉を急に思い出し「発狂しそうになる」と言う。小さな音にも敏感になって，両親のドアを閉める音にもビクッとしてしまう。医原性のPTSDと診断された。

3．逆境的小児期体験と精神疾患

逆境的小児期体験（ACEs）の累積は，成人期の多くの身体的あるいは精神的な健康問題の主要なリスクファクターになることが知られている。ACEsは，3つの領域，すなわち虐待，環境の問題，ネグレクトから構成されており，子どもに直接影響を与えるものと，子どもの生活環境を介して間接的に影響を与えるものがある。ACEsは，社会経済状況との強い関連が指摘されており[22]，社会経済的な問題はレジリエンスの弱さとも関係するため，ACEsによる影響の総体は社会政策的にも重要な課題である。家庭に対する経済支援，暴力や逆境に対抗する社会的規範の醸成，子どもに対する早期の確実な支援，さまざまなスキル教育，若年者を支援する大人やさまざまな活動につなぐこと，今現在のそして長期に持続する害を軽減する介入などが有効な支援と考えられている[6)]。

精神医療で扱う問題としては，自殺行動，物質使用障害，PTSD，暴力行為，暴力の被害，問題飲酒，うつ病，10代の妊娠，不安障害，複数の性的パートナーなどが指摘されている。また，これらの問題は，次世代に対するACEsの原因となりうることから，ACEsの世代間連鎖も問題と考えられている[1)]。

また，境界性パーソナリティ障害（BPD）とACEsの強い関連も指摘されており，BPDのある個人が非臨床対照群よりもACEsを報告する可能性が13.91倍，他の精神疾患より3.15倍高かったとするメタアナリシスの報告もある[17)]。ACEsと関連する複雑性PTSDとBPDは，少なくとも一部症状はオーバーラップしているが，異なる症候群との考えも示されており[2)]，いまだに議論がある。

これらの知見から，精神科医療機関を受診する患者は，高頻度にACEsをもつことが予想される。実際に本邦の精神科診療所に通院する患者を対象にACEsおよび生涯トラウマ体験について調べた研究[22)]によると，少なくともACEsをもつものは精神科診療所通院者では一般人口の約2倍，中でも虐待体験については一般人口の約10倍の差が認められた。また，少なくとも1つの潜在的トラウマ体験をもっている患者の半数以上がPTSDハイリスク群に該当した。また，7歳以前に虐待を受けた場合，標準的な抗うつ薬（エスシタロプラム，セルトラリン，ベンラファキシン）に対する反応は有意に低く，また予後も不良であるとの研究もある[14)]。精神病や統合失調症を示唆する症状，特に幻覚症状は，小児期の虐待やネグレクトと強い関係があることもわかってきている[18)]。

複雑性PTSDなどトラウマ関連疾患はもちろん，抑うつ症状・不安症状を呈する精神疾患（特に，薬物への反応が低い場合や遷延する場合）や自傷・自殺行動，解離性障害，種々のアディクション，暴力的な逸脱行動などでは，複数のACEsの累積を体験している可能性を念頭に置いたTICが必要であろう。

4．医療トラウマと精神医療の特殊性

一般に疾病自体や医療行為は，さまざまな程度のトラウマ性をもっている。国際トラウマティック・ストレス学会は医療トラウマ（medical trauma）について「痛み，ケガ，重篤な病気，医療処置，および恐ろしい治療経験に対する一連の心理的および生理学的反応」として定義している。医療トラウマは「急性に破壊された生理学的システムによるものであっても，脅威が内部（身体）で進行中であり，長期的あるいは永続的（例：がん治療）である可能性がある」。この点，これは「できごとが終われば外部の脅威が終了する外部の外傷（自動車事故など）とは異なる」とされる。

そして，医療が心理的に苦痛をもたらす可能性のある側面について，「病気やケガの性質（例：突然，生命を脅かす），関連する治療（例：挿管），診断に関連するショックとコントロール感覚の喪失，人生を変えるような合併症や予期しない医学的介入（例：緊急帝王切開），病院環境の状態（例：絶え間ない騒音，頻繁な健康診断，睡眠障害），せん妄によって引き起こされる幻覚（例：スタッフが患者を拷問しているという信念），医療提供者による不適切な扱い：思い込みの場合も現実の場合も（例：望まない介入を受けることを余儀なくされた）」[7]などを挙げている。

また，医療トラウマは患者個人の要因，疾患，治療行為，医療スタッフ，医療環境だけでなく，家族環境，地域環境，社会的な制度などが複雑に作用していると考えられる[3]。これらの医療トラウマは，当然精神医療においても配慮を要する。

精神医療においては，一般的な医療トラウマに加えて，以下のごとき精神科特有のトラウマ関連問題を考慮することが必要になる。

①患者がすでにトラウマを体験している蓋然性が相対的に高いため，再トラウマ（re-traumatization）に注意を要する。

②精神科の医療行為が，さまざまな程度の強制性／非自発性をもっており，医療行為自体がトラウマティックなものとなることが少なくない。

③他科の疾患に比べて，検査や客観的所見の乏しい精神疾患では，インフォ

ームド・コンセントにおいて提示される情報が曖昧性を帯びてしまう。そのため，医療における選択の主体性が減弱する。

④精神科診療では，個人の最もプライベートな弱みが扱われるため，患者は最も傷つきやすい状態にあることに留意する必要がある。

⑤精神疾患自体のもつスティグマ性によって，現在進行形のトラウマティックな経験にさらされる蓋然性が高い。発症直後の体験がその後フラッシュバックすることも少なくない。

⑥トラウマの中でも対人的トラウマ，特に信頼関係にある人物からのトラウマがPTSDを惹起しやすいため，信頼関係の構築と同時に，あるいはそれ以上に信頼を裏切ることがない適度な距離も必要である。

【事例3】C子，30代女性

初診まで数年間，他の精神科に通院していた。前医からの情報提供はない。主訴は「イライラする」とだけ答え，診察中，終始不機嫌である。こちらの質問に対しては，「そんなことを答える必要がありますか？」「どうしてそんなことを聞くんですか？」と，とりつく島がない。簡単な自己記入式の抑うつ尺度の質問紙も拒否する。とりあえず前医の出していた処方を出してくれと言うので，お薬手帳にある通りの処方を，不本意ではあったが処方し，「今日は話したくないようなので，話せる時期が来たら，もう少し詳しいことを教えてください」と帰ってもらった。

数回の受診で当初の不機嫌はなくなっており，転医の経緯を自ら話し出した。家族は皆，高学歴で，頭がよく，非常に教育熱心で，成績が芳しくないC子は常にきょうだいと比べられ罵られてきた。自尊感情が低く，他人からの要求を断ることができないため，大学生の頃から不本意な性関係を強いられることがしばしばあったという。性的な存在だけが傷ついた自尊感情を慰撫してくれる面もあったという。前医とは軽口を言い合えるような関係で，信頼もしていたが，ある時，男性関係について「淫乱やなぁ」と言われ，前医が自分のことをまったく理解しておらず，蔑んでいたのだと気づいた。それで，医者を変わることにしたのだという。初診時の頑なに人を寄せつけない態度は，C子にとってはギリギリの自己防衛だったのだろう。幼少期の性被害が語られたのは，それからさらに数ヵ月後だった。

5．精神科外来医療における TIC

前節に示した通り，精神科通院者には ACEs が高頻度に認められる。しかしながら，現実の精神科診療所では，トラウマと聞いただけで診療を拒否するところから，トラウマ関連障害に対してトラウマに特化した専門的な治療を行っているところまで，さまざまなのが現状である。TIC の重要性に鑑みれば，あらゆる精神科医療機関が TIC を実装することは喫緊の課題といえるが，いまだに精神科外来医療において TIC の考えに基づいているところは必ずしも多くはない。一方，TIC という意識なく医療倫理に基づいて行っていることが，結果的に TIC に適っていることも少なくないだろう。

以下，TIC を基礎とした精神科外来医療機関について述べる。結論を先取り的に述べれば，受診者がトラウマ関連の問題をもっている可能性，医療行為自体がトラウマ／再トラウマ化の危険を孕んでいることを意識すること，トラウマ関連障害をもつ患者の認知・行動特性の理解などを共通認識としたうえで，安心・安全の能動的な保障，受診者の主体性の尊重，拒絶・抗議の容認，ジャッジメントとアセスメントの峻別[13]などである。

TIC は公衆衛生学的視点に立つものであり，支援の総体を規定するものである。したがって，外来での診療においても，いわゆる医療従事者だけでなく，その総体が TIC の考え方によって構造化されている必要がある。狭義の医療行為に限らず，予約の電話対応から処方の受け渡しまで，受療行動のあらゆる場面がトラウマティックな侵襲となる可能性はある。したがって，外来診療における TIC は患者と接するすべての職員（医療・福祉職であるなしにかかわらず）に周知されることが必要である。TIC の基本原則である安全・安心の提供とは，まず安全・安心を脅かす可能性のあるものを可能な限り排除することから始まる。

【事例４】D 男，ADHD の大学生

初診，予約時刻に 30 分遅れて来院。診察が終わり，次回の予約をとって帰宅するも，その後来院せず。1年後，再度来院。単位を落として留年になってしまったので，やはり治療が必要と考えたという。初診時の件について聞くと，受付で次回の予約をとる際に「次回も遅れたら診察できない可能性がある」旨が告げられたが，過去に学校で教師から強く叱責されたことがフラッシュバックし，自分は社会人として根本的なところが欠けているという恥ずかしさと自己嫌悪に苛まれ，その後しばらく寝込んでしまった。次回の予約日には受診するつもりだったが，受付の人の顔を思い出して怖くて行けなかったという。

医療行為は，一定の現実的制約（時間や空間，受療手続きなど）の中で行わざるをえないため，以下に述べる TIC を意識した診療体制は理想型である。

診療所あるいは病院の外来部門は，逃避が可能な構造が望ましい。受診をためらう者にとって，受診自体が本人の意思決定に委ねられていて，いつでも撤回できることを保証する。トラウマ体験者は回避によってかろうじて安心を手に入れてきた人である。その人が医療機関を受診することは，その安心をあえて一度手放す賭けなのだから，慎重になるのは当然である。まずは，その勇気に敬意を払い，医療の場が本人のコントロールのもとにあること，少なくとも危ないと思えばいつでも逃げ出せることを保障することは重要である。

公衆衛生学的概念としての TIC について，トラウマ体験の有無はメンタルヘルスを扱ううえで基本情報と考えるべきという意味で，野坂[16]はトラウマ体験について尋ねることを，健康診断で喫煙の有無を尋ねることにたとえている。闇雲にトラウマ体験を直接扱うことはほぼ禁忌と考えてよいだろうが，経験的[22]に「書きたくなければ書かなくてもよい」ことを説明したうえで ACEs，出来事チェックリスト，改訂出来事インパクト尺度日本語版など，自己記入式の質問紙に受診に際して記入してもらうことは比較的侵襲性が低いと思われる。

精神科外来では，急性ストレス障害，PTSD，複雑性 PTSD，その他のトラウマ関連障害など，直接トラウマに関連すると考えられる失調だけでなく，過去の精神医療によるトラウマが現在の受診行動に影響している場合，精神疾患の原因としてトラウマ関連症状がある場合，精神疾患の病像や遷延の背景に過去のトラウマが関連する場合，パーソナリティ障害の様相を呈する複雑性

PTSD，ACEsを起点とする人生の中で得られる認知・行動パターンが精神疾患の遷延に関連する場合など，さまざまなケースの背景にトラウマ関連問題が潜んでいる。

トラウマ関連問題の存在が想定される場合には，次項で述べるトラウマ体験者に特有の認知・行動傾向に対する理解と医療者の陰性感情の取り扱いに注意を要する。

6．トラウマ体験者の認知・行動特徴と陰性感情，ジャッジメント

TICについて，あたかもトラウマ問題を念頭に置いたケアが容易であることのように述べてきたが，実際は必ずしもそうではない。穏やかな診療の中で，ある時トラウマ体験が思い出され，あえてそれに触れることなく時間とともに症状が軽快するという場合もある。想起されたトラウマ体験は，必ずしも診察場面で語られるとは限らないだろうから，治療者が知る以上に患者はどこかの時点でトラウマ体験を想起し，いわば自然治癒していることも少なくないのかもしれない。

一方，トラウマ問題を抱えた人へのケアの難しさは，その特有の認知・行動傾向への理解と，しばしばこちらに湧き起こる陰性感情にある。

トラウマの問題を抱えた人の認知・行動パターンは，Herman[5)]の外傷性転移の概念で理解しやすい。要約すると，外傷性転移は，通常の転移とは異なり，BPDの場合に似ている。権威的立場にある人間への感情反応は，恐怖体験や孤立無援感によって歪んでおり，援助者を万能と見立てることで安心を手に入れようとする。しかし，それは幻想に終わり，怒りが援助者に向かう。この怒りは，援助者を自分の位置まで引きずり下ろそうとする。患者は，疑惑と不信の目で援助者を見る，さもなくば何か下心があるに違いないと思う。特に慢性的にトラウマティックな体験を経た患者は，無意識的および非言語的コミュニケーションに対して絶妙な波長合わせを行う。援助者の何気ない一挙手一投足に批判的意味を読み取り，防衛的になる。それに対して，援助者のほうにも逆転移が起こる。援助者は，患者と同じトラウマを体験する。そのことが援助者自身の過去のトラウマを再活性化する。援助者は情緒的に圧倒され，孤立無援

感に苛まれ，そのことへの防衛として救済者役を演じるが，これは患者を無力化する結果となる。援助者は，加害者と同一化することもある。このような濃厚な転移・逆転移は，それなりの深い援助関係がなければ起こりそうもないと思われるかもしれないが，患者と援助者自身の間で起こっていることをこのように理解できることは少なくない。

精神科看護師のTIC導入による変化では，患者の困った行動の背景にあるトラウマを理解することで，ネガティブな感情が軽減されたとする報告が多い。逆に，援助者の側にさまざまな陰性感情が引き起こされることもある。それは，しばしばトラウマ体験の再演の形をとる。たとえば，DV被害によるトラウマ体験者に援助者が離婚を勧めることがしばしば起こる。そして，その提案になかなか動かないトラウマ体験者に対していらだち，援助には徐々に動かない相談者を責めるニュアンスが混入するようになり，最後には相談者自身の人格的問題であるかのように問題がすり替えられてしまう。まるで「おまえが悪い」と責めるDV加害者のようになってしまう。このような構造を理解するのに，「ジャッジメント」という考え方が有効である。

「ジャッジメント」は，水島[13)]がトラウマ治療において重視した概念であり，アセスメントと対比される。ジャッジメントは，その「暴力性」が問題になる。ジャッジメントは，相手に対する主観的評価である。相手をかわいそうだと思うにしても，強い人だと思うにしても，はたまた厄介な人だと思うにしても，それはあくまでこちらの主観的体験であるが，トラウマ体験をもっている人を前にすると，このようなジャッジメントを下し，あたかもそれが患者の客観的事実であるように宣告され，押しつけられる。患者は，ジャッジされることと本人の現実とのズレを引き受けさせられる。これは，援助者と患者の間だけではない。トラウマ体験をもっている人は周囲のさまざまな人からこのようにジャッジされる，いわば不条理の暴力の中を生きていることになる。そこで，援助者にはジャッジメントを手放すことが求められる。それは，いかにして可能か？　それは，患者の症状をトラウマによる症状として正しくアセスメントすることだという。

水島は同書[13)]で，トラウマをこころの傷ととらえるよりも，役割の変化＝それまでの生活からの離断ととらえるほうが治療的だと述べている。たしかに，こころの傷という表現はジャッジメントにつながりやすい。「役割の変化」は，対人関係療法の考え方ではあるが，「こころの傷」というとらえ方の功罪についても，そろそろ吟味してもよい時期かもしれない。

おわりに

近年，精神医療は，トラウマ，発達障害，愛着障害などの精神状態の理解軸を手に入れた。そして，これらは互いに複雑に関係している。

発達障害とトラウマの関係は実に複雑で，自閉スペクトラム症ゆえにトラウマ記憶が残りやすいのか，フラッシュバックとタイムスリップ現象は同じものなのか異なる現象なのか，落ち着きのなさや多動は過覚醒状態に由来するのかそれともADHDゆえなのか，不注意なのか解離なのか――診断・治療においては迷うことが多い。しかも，発達障害の問題をもつ子どもは，かなりの確率でトラウマ体験をしている。自閉スペクトラム症の子どもはいじめ被害に遭うことが多いし，環境世界（Umwelt）の理解や内的体験がうまく統合できず，それ自体がトラウマティックなストレスになることもある。ADHDの子どもは事件や事故に巻き込まれることが少なくない。愛着障害がそこに加わると，さらに複雑になり，大人になればパーソナリティ障害なのかどうかも問題になる。

しかし，いずれの場合も，患者の語りに真摯に耳を傾け，その歩んできた人生をともに振り返り，労苦をいたわり，時にはエンパワーして，生きるうえでの困難をうまく乗り越える方策を対話の中で探すという，実にシンプルで原則的なケアが必要であることは共通している。それは，トラウマに気づき，安全を保障し，患者の強みをエンパワーし，主体性を尊重するというTICの原則でもある。地域精神医療の中で，そのシンプルな原則がないがしろにされていないか，いま一度自らを顧みることが必要だろう。

〔文 献〕

1）Brockie TN, Dana-Sacco G, Wallen GR et al：The Relationship of Adverse Childhood Experiences to PTSD, Depression, Poly-Drug Use and Suicide Attempt in Reservation-Based Native American Adolescents and Young Adults. *Am J Community Psychol* 55：411-421, 2015

2）Ford JD, Courtois CA：Complex PTSD and borderline personality disorder. *Borderline Personal Disord Emot Dysregul* 8：16, 2021

3）Hall MF, Hall SE：*Managing the psychological impact of medical trauma.* Springer, 2016

4）原田誠一編：複雑性 PTSD の臨床―“心的外傷～トラウマ”の診断力と対応力を高めよう．金剛出版，2021

5）ジュディス・L・ハーマン，中井久夫訳：心的外傷と回復．みすず書房，1996

6）Hughes K, Bellis MA, Hardcastle KA et al：The effect of multiple adverse childhood experiences on health: a systematic review and meta-analysis. *Lancet Public Health* 2：e356-366, 2017

7）International Society for Traumatic Stress Studies：What is Medical Trauma? “Clinician Fact Sheet”（https://istss.org/ISTSS_Main/media/Documents/Medical-Trauma-Clinician-Fact-Sheet-2.pdf）

8）石井美緒：トラウマインフォームドケア（トラウマを念頭に置いて臨むケア）．精神看護 17：92-93，2014

9）岩井圭司：PTSD 訴訟事例に関して―精神科医にできることとしなければならないこと．精神神経学雑誌 108：470-474，2006

10）黒木宣夫：PTSD 診断の意義と問題点―補償・賠償精神医学の観点から．心身医学 43：165-173，2003

11）厚生労働省：令和２年度衛生行政報告例の概況．令和４年１月 27 日

12）厚生労働省障害保健福祉部精神・障害保健課：医療観察法医療体制整備推進室「医療観察法の現状と診療報酬改定等について」第５回医療観察法の医療体制に関する懇談会資料．令和４年２月４日

13）水島広子：トラウマの現実に向き合う．創元社，2015

14）Nanni V, Uher R, Danese A：Childhood maltreatment predicts unfavorable course of illness and treatment outcome in depression: a meta-analysis. *Am J Psychiatry* 169：141-151, 2012

15）日本精神科救急学会監修，平田豊明，杉山直也編：精神科救急医療ガイドライン 2015 年版．へるす出版，2015

16）野坂祐子：トラウマインフォームドケア―“問題行動”を捉えなおす援助の視点．日本評論社，2019

17）Porter C, Palmier-Claus J, Branitsky A et al：Childhood adversity and borderline personality disorder: a meta-analysis. *Acta Psychiatr Scand* 141：6-20, 2020

18）Read J, van Os J, Morrison AP et al：Childhood trauma, psychosis and schizophrenia: a literature review with theoretical and clinical implications. *Acta Psychiatr Scand* 112：330-350, 2005

19）最判平成 24 年７月 24 日刑集 66 巻８号 709 頁

20）Solomon EP, Heide KM：Type III Trauma: Toward a More Effective Conceptualization of Psychological Trauma. *Int J Offender Ther Comp Criminol* 43：202-210, 1999

21）高木俊介：「世界は一個の大きな病院になる」ことから逃れて．複雑性 PTSD とは何か．金剛出版，2022，p143-149

22）田中英三郎，西川瑞穂，大久保圭策他：精神科診療所受診患者における逆境的小児期体験と生涯トラウマ体験の頻度および PTSD 症状に関する横断調査．精神神経学雑誌 123：396-404，2021

23）Terr LC：Childhood traumas: an outline and overview. *Am J Psychiatry* 148：10-20, 1991

24）Walsh D, McCartney G, Smith M et al：Relationship between childhood socioeconomic position and adverse childhood experiences（ACEs）: a systematic review. *J Epidemiol Community Health* 73：1087-1093, 2019

25）横浜地判平成 10 年 6 月 8 日判タ 1002 号 221 頁

第3章

子ども虐待とトラウマインフォームドケア

亀岡智美

はじめに

近年，子ども虐待は，医療・保健・福祉・教育・司法など多くの領域において大きな課題となっている。子ども虐待などの逆境的小児期体験（ACEs）が，心身の健康や社会適応に大きな影響を与えることが明らかになっているからである。すなわち，ACEsは子ども期だけではなく，成人期に至るまでの長期にわたる問題なのである[10)]。

子ども虐待は，トラウマの観点からもとらえることができる。現在，児童虐待防止法で定められている虐待は，身体的虐待（児童の身体に外傷が生じ，又は生じる恐れのある暴行を加えること），性的虐待（児童にわいせつな行為をすること又は児童をしてわいせつな行為をさせること），ネグレクト（児童の心身の正常な発達を妨げるような著しい減食又は長時間の放置，保護者以外の同居人による虐待の放置その他保護者としての監護を著しく怠ること），心理的虐待（児童に対する著しい暴言又は著しく拒絶的な対応，児童が同居する家庭における配偶者などに対する暴力その他の児童に著しい心理的外傷を与える言動を行うこと）である[19)]。これらの虐待行為（Event）は，子どもにとって，身体的・感情的に有害であるか，または生命を脅かすものとして体験（Experience）され，個人の機能的および精神的，身体的，社会的，感情的またはスピリチュアルな幸福に長期的な悪影響（Effect）を与えるもの，すなわち，トラウマとなりうるものである[29)]。

さらに，虐待行為が，DSM-5のPTSD診断のA基準（実際にまたは危うく死ぬ，深刻なケガを負う，性的暴力などのできごとを直接体験する，または目撃する，親しい人の体験の伝聞など）に相当する場合も少なくない[3]。また，第1章の2項（20頁）で紹介したように，子ども虐待のような対人間トラウマを体験した児童青年の4人に1人はPTSDを発症していることが判明している[1]。それだけに，虐待された子どもの支援において，トラウマやACEsの視点は必須のものである[29]。

一方，虐待加害養育者も，トラウマやACEsを抱えている場合が多い。逆境環境で育った子どもが，適切なサポートを受けないまま成長し若年で養育者になると，今度はさまざまな養育困難を抱えた養育者として事例化してくることが少なくない。ミネソタ研究では，幼少期に被虐待経験を有する養育者の40%はわが子を虐待し，30%が虐待すれすれの養育をしていたことが報告されている[20]。海外のメタ解析でも，幼少期に虐待を受けた親は，受けていない親に比べてわが子を虐待するリスクが約3倍であるとされている[13]。また，ACEsが累積している親の子どもは，ACEsを経験していない親の子どもと比べて，問題行動や情緒障害の診断のリスクが高いことが報告されている[27]。

さらに，被虐待歴のある母親の妊娠から産後の課題を調べたレビュー論文では，これらの母親は，うつや不安，PTSDや物質乱用，自殺念慮のリスクが高く，子どもとの情緒的関係を構築することが困難であるとされている。また，子どもとの相互交流において，一貫性のない不適切な期待を抱いていたり，否定的感情が惹起されたりすることが多く，重度の被虐待歴のある母親ほど体罰を容認していることが報告されている[7]。

このような状態に置かれている虐待加害養育者に対しては，子どもを守るための危機介入時に必要とされるような，体罰は悪いことであると諭す，反省させ二度と加害行為をしないことを約束させる，子どもの一時保護や親権の制限などのペナルティを課すという方法のみでは，十分な支援とは言えないだろう。したがって，虐待加害養育者の支援においても，トラウマやACEsの視点は不可欠となる。

トラウマインフォームドケア（TIC）は，このような状況に置かれた子ども，養育者，そして支援者の安全を守りながら支援を展開していくために必須のものであると考えられている。

1．虐待された子どものトラウマ
――トラウマとアタッチメントの相乗的悪循環

先述のように，子どもの身体やこころにさまざまな危害を加える虐待行為は，トラウマやACEsとなり，感情，認知，行動，対人関係など，多くの領域に影響を及ぼす。さらに，心身に危害を加えられるという事態は，本来ならばアタッチメントが活性化されるべき状況であるのだが，加害者がアタッチメント対象である場合，このシステムが機能しない。また，家庭内の非加害養育者も，子どもと同様に被害を受けている場合，あるいは，過去のトラウマやACEsを抱えている場合には，アタッチメント対象として機能できないこともある。つまり，子どもは虐待によって傷つけられているにもかかわらず，助けを求めることもできず，守られない状況のまま放置されるというのが，子ども虐待の実像である。

このトラウマとアタッチメントの相乗的悪循環については，奥山が「愛着－トラウマ問題」として取り上げ，「愛着の問題とトラウマは相互に作用しながら，安全感を失っていくという悪循環が形成される」として，警鐘を鳴らしてきた[24)]。また遠藤も「トラウマは，ぶたれたり蹴られたりして，強度の痛みを与えられることだけで生じる」のではなく，「被虐待児が種々の痛みを与えられるなかで生じる恐れや不安が，その養育者によって多くの場合，ほとんど癒されないままになってしまう，すなわちアタッチメント欲求が人一倍，多く強く喚起されていながら，それに適切に応じてもらえないなかで，より深刻化」すると述べ，この「累積的な関わりの失敗こそが，むしろ被虐待児のトラウマの本質部分をなしている」としている[9)]。

当然のことながら，このような環境で育った子どもは，信頼する－されることを学んでいないことが多い。そのため，私たちが「治療／支援する人」として子どもの前に登場しただけでは，子どもの信頼を得ることは容易ではないかもしれない。彼らが逆境環境で学んだ主な対人関係の在り方は，加害－被害の関係である。彼らは，自らのトラウマの歴史の中で学んだこの経験知を，その後のあらゆる対人関係に持ち込んでくる。彼ら自身が被害者となったり，逆に加害者となったりするのである。その結果，治療者や支援者が，知らず知らずのうちに，被害者の役割をあてがわれていたり，加害者役割を押しつけられたりする[26]。

さらに，これらの子どもは，過酷な逆境環境に「適応してきた」子どもである。逆境環境では，自らの感情をひたすら無視し押し殺し，世の中や他者・自己についての認知を歪めざるをえなかっただろう。それだけに，これらの子どもは，自らの感情への気づきが弱く，さらにその感情をコントロールすることは難しい場合が多い。また，安全で公平な環境を提供されたとしても，安心することができず，世の中や他者は不公平で理不尽なものであると信じ続けているかもしれない。このような状態にある子どもに対して，つらい感情を言語化しカタルシス効果を狙うような関わりはすぐには難しいかもしれないし，中立的立場を堅持するような治療者や支援者は信用されないかもしれない[14]。

逆境環境の中で体験されたトラウマは，圧倒的で恐怖や苦痛に満ちているために，未整理のまま，非常に鮮明で断片的な記憶としてとどまり続けるとされている。この恐怖が条件づけられてPTSDとなると，現在の生活における無害な刺激がひきがねとなり，本人の意思とは無関係に鮮明にそのできごとが想起されることになる。最近の社会的養護の現場では，里親による養育が推進されているが，里親家庭の「家庭的雰囲気」がひきがねとなりPTSDを発症するケースもあるため，注意が必要である。

PTSDを発症すると，子どもは現在を生きているにもかかわらず，過去の記憶に対応することで精いっぱいになり，健康な子どものように自分の能力のありったけを自らの成長に投資することができなくなる。また，逆境環境で育ったほとんどすべての子どもは，身の回りで起きるあらゆる否定的体験の責めを一身に背負おうとする。自分が悪い子だからそのできごとが起きたのだ，とか，うまくいかなかったのは自分の落ち度だと信じているのである。そして，疲れ切り希望を失っていることが多い。このような子どもは，自ら治療や支援を求める姿勢に乏しいことが多いし，治療や支援に期待を抱いていないばかりか，負担であるとさえ感じるかもしれない[14]。

したがって，虐待された子どもへの治療や支援を考える際には，まず，彼らがこころにケガをしている（トラウマを有している）ことを念頭に置いて対応するTICが何よりも求められるのである。

2．虐待加害養育者にみるトラウマ

先述のように，虐待加害養育者もトラウマ歴やACEsを抱えていることが多い。当然これらの養育者のアタッチメントは，求める側としても受け止める側としてもうまく機能していないことが多い。これらの養育者は，抑うつや不安などさまざまな主訴で精神医療や精神保健の場を訪れたり，生活上の困難で福祉領域と関わりができたり，薬物依存などの問題のために司法領域に現れたりすることがまれではない。

一般的に，これらの養育者がサービスを求める時に，現在や過去の被虐待歴を訴えたり，トラウマ治療を求めたりすることはほとんどないといわれている[12)]。被害者であることを恥じていたり，信じてもらえないのではないか，あるいは，自分のほうが悪かったと責められるのではないかと恐れていたりする場合もあるだろう。そして，これが最大のジレンマなのであるが，たとえば，自発的に精神科を受診していても，「精神科の患者扱いをされたくない」「私は精神病ではない」という思いをもっている養育者も多い。抑うつや不眠・悪夢その他のPTSD症状がつらくて何とかしてもらいたいと精神科の扉を叩くのだが，一方で「自分は悪くない」「自分は被害者だ」という思いもあり，精神科で何の説明もなく薬物を処方されると，「やはりあなたが悪い」と烙印を押されたように感じてしまうのである。このようなクライエントは，静かに治療や支援をドロップアウトしてしまうことが多い[15)]。さらに，PTSDの回避症状（できごとを考えたり話したりすることを避ける）のために，自分の痛みやつらさを話せない場合もある。自らの過去の被虐待体験に触れることができないクライエントは，自分の生育歴を語ることを拒否したり，もし語ったとしても，さほどたいしたことではないと話したりするかもしれない。

中にはPTSD症状が，子どもへの虐待行為に直接関係している例もある。たとえば，侵入症状であるフラッシュバックや再演が，結果的に虐待の加害行為となってしまう場合である。自らも子ども期に身体的虐待を受けた体験を有し，PTSDを発症している母親が子育てをしているとしよう。子育てにおいては，子どもが泣いたりぐずったりすることはよくあることである。子どものこれらの行動がリマインダー（ひきがね）となり，母親にフラッシュバックが起きることがある。この場合，母親の意識は自らが虐待されている子ども時代の場面に切り替わっており（フラッシュバック），そこでは自分自身が虐待されて泣いている。そうすると，わが子の泣き声と自分の泣き声が重なり，著しい混乱状態に陥り，なんとかその場を逃れようとし，思い切り暴れる（再演）。この行為が結果的にわが子への身体的虐待となるのである。こうなると，もう自分の力では止められなくなり，叩いている手が折れそうになるまで，あるいは，力尽きて座り込んでしまうまで身体的虐待は続いてしまう。このような母親に「子どもを叩いてはいけない」「母親なら真心をもって子育てするべきだ」などの助言は，無効であるばかりか，再び母親にトラウマを与えてしまう（再トラウマ化）行為となる[15]。それだけに，虐待加害養育者の支援においてもTICが不可欠なのである。

3．支援者のストレスとトラウマ

子ども虐待の支援現場では，支援者にもトラウマに関連するさまざまなメンタルヘルスのリスクが存在する。たとえば，虐待加害養育者の暴言・脅迫・暴力にさらされたり，虐待された子どもの衝動行為によって心身を傷つけられたりするなど，直接危険で恐怖を生じるような体験をすることもある[26]。最近のわが国の研究では，子ども虐待の最前線で対応することの多い児童相談所職員の87.1％が，業務内で何らかのトラウマとなる体験をしていることが報告されている[18]。職務上，トラウマとなるできごとに間接的に曝露される（体験の話を聴く，特に共感的に話を聴く[11]，あるいは，深刻な虐待を受けた子どものひどいケガやその写真を見る，深刻で悲惨な被害を受けた子どもの身近で支援をするなど）ことも，支援者の心身に二次的に影響を与えることが知られている。たとえば，自分が目撃したわけではないのに，子どもが被害を受けている場面が頭の中に繰り返し浮かび上がったり，悪夢を見たりして，恐怖や不快感・怒りなどの否定的感情が湧き起こるなど，PTSDと同様の症状が認められる場合がそれである。さらに，疲労感や体調不良，イライラ，絶望感，人や活動の回避，過剰覚醒（過度の警戒，集中困難，易怒性）などのために，仕事の効率が低下したり，プライベートの生活にまで影響が及んだりすることもある。特に，子ども虐待の支援現場では，十分な人員が配置されていない状況で，時には世間の厳しい目にさらされたり，不当な責任を負わされたりすることもあるため，二次的トラウマの影響が深刻になりやすいとされている[25)]。

また第１章で述べたように，わが国の一般人口の約６割が，最低１つのトラウマとなるできごとを体験しているのであるから，当然のことながら，子ども虐待の支援者にも，過去に何らかのトラウマとなるできごとを体験した人たちが存在しているはずである。これらの過去のトラウマが未整理のままであると，子ども虐待ケースを支援する際に生じるさまざまな刺激がひきがねとなり，その人の過去の体験のつらさがよみがえり，トラウマに関連する反応が引き起こされることがある。

さらに，子ども虐待の支援は，児童相談所や児童養護施設などの福祉，警察，医療，教育，司法など，別々の組織が連携しながら遂行されることが多い。これらの組織には，それぞれの役割や制約があるが，相互理解がないとお互いのストレスを高めてしまう。さらに，一つのケースに対して，それぞれの組織が別々の意思決定をすることもある。そうすると，個々の支援者はコントロールを失ったと感じる一方，その結果に対しての責任は感じ続けることになる。ケースが同じ組織の他の担当者に引き継がれたり，他の組織に移管したりする場合も多く，そのケースへの支援が最終的にどのような結果となったのかのフィードバックがないことが多い。このように，自分の努力の結末が不明なまま放置されることも，二次的トラウマの大きな原因となるとされている[16)25)26)]。

このような状況で，自分が専門職として無能なのではないかと強い無力感に襲われ，孤立感を深める支援者もいる。このような状態に陥ると，普段であれば，気軽に同僚や上司に相談したり情報交換したりできるはずの場面でも，一人で問題を抱え込んでしまうことになる。つまり，支援者自身が誰かに助けを求めるアタッチメント機能が制約されてしまう事態に陥ってしまうのである。

そして，支援者のこれらの反応が組織全体に及ぶと，機関同士の協働に支障をきたすようになる。たとえば，組織全体が無力感を強めたり，他罰的な怒りに圧倒されるようになると，他機関にケースを丸投げしてしまったり，他機関の仕事ぶりに怒りを向けてしまったりする。このような状況では当然機関同士の意思疎通が不全となり，結果的に双方の機関が，目の前の困っている人（子ども）を放置してしまい，機能不全に陥ってしまうのである。ここでも，TIC の視点が必要になってくる。

4．アタッチメントを強化する TIC

アタッチメントとは，乳幼児が苦痛や恐怖を感じた時に，特定の養育者との間に形成する情緒的結びつき（泣く・微笑みかける・声を出す・しがみつくなど）を指す[5]。通常，子どもはアタッチメントが十分充足されると，再び周囲の環境に関心を向けて探索し始める。このような関係が幾度となく繰り返されることによって，子どもの自己感は発達していく[28]。また，乳児の非言語的な伝達に隠された心理状態（たとえば，お腹がすいて泣く）を養育者が表象し，共鳴／リフレクト（省察）し，それを乳児にミラーリング（「あらあら，おっぱいが欲しいのね」）する作業を繰り返すことによって，子どもは行動主体としての自己（お腹がすいているのは自分だ）を確立することができ，自らや他者の行動を内的な精神状態と結びつけて解釈する（自分のこころを顧み，他者のこころを慮る）メンタライゼーションを発達させていく[6][22]。

しかし，先述のように，子ども虐待の支援現場では，虐待された子ども，虐待加害養育者，子どもを守ることができない虐待非加害養育者，支援者それぞれのアタッチメント（危機時に助けを求める行動）が，機能しない状態に陥りやすい。

筆者は，トラウマ治療において，つらい過去の記憶に向き合うという，クライエントにとって危機的な状況で，本来ならば活性化されるべきアタッチメントが機能しない状態を，「治療におけるトラウマ－アタッチメント問題」として注目してきた[17]が，子ども虐待の支援現場でも同様のことが起きていると考えられる。ここでは，TIC によってそれを乗り越える手立てを考えてみたい。

(1) 虐待された子どもへのTIC

慢性反復性の虐待を体験した子どもは，強い恐怖や不安・自責感・恥の感情などのために，自らのひどい体験に触れるのが難しい場合が多い。また，「どうせ自分には無理だ」「治療者も自分につらい思いをさせるかもしれない」「何をしてもよくなるはずがない」などと考えて，支援を受けることを躊躇する場合もある。そもそも子どもは，トラウマによる症状が自分を苦しめていることに気づいていないこともあり，「自分が弱虫だからこうなった」とか「自分がおかしくなった」と思い込んでいることが少なくない。

しかし，実際は，深く広く潜在しているトラウマによる影響のために，突然，感情を爆発させたり，無害な刺激に対して，過去の過酷な虐待を体験した時と同様に反応したりすることがある。これが，不穏興奮や攻撃的な態度，自傷行為など，いわゆる「問題行動」の形で表出されると，治療者は，目に見える「問題行動」のみに反応してしまい，懲罰やルール，約束や説諭などの方法で行動のみを制止しようとしてしまう，あるいは，根拠のない激励などに終始してしまうという悪循環に陥りやすい[17]（図3-1）。

一方，この状態をアタッチメントやメンタライゼーションの視点から見てみ

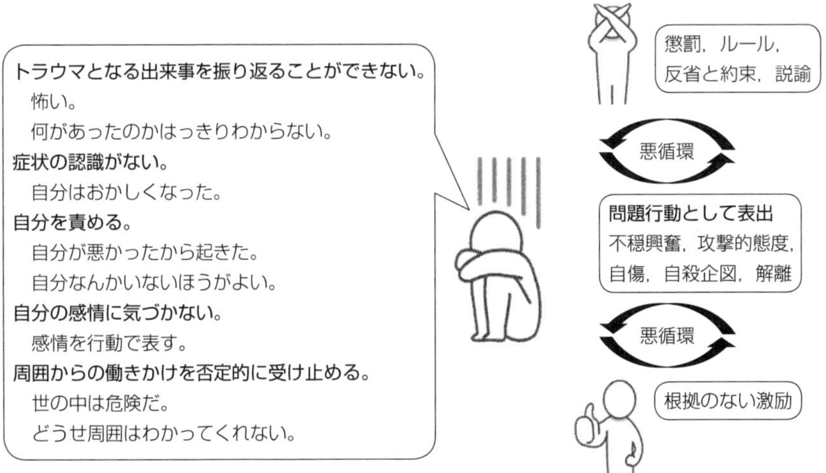

イラスト © 大塚美菜子

図3-1　支援／治療におけるトラウマ－アタッチメント問題[17]

るとどうなるだろう。先述のように，子どもは自分自身のこころの内で何が起きているのかを顧みることができない状態であるし，支援者も外在化された「問題行動」ばかりに目をとられ，子どものこころの内側で起きていることを慮ることができていない。つまり，子どもと支援者，両者のメンタライジング機能がトラウマの影響で減弱した状態であるといえる。このような状態では，子どもが危機を訴え，助けを求めるというアタッチメントが機能しないのも当然である。

一般的に，アタッチメントを強化するためには，アタッチメント対象の情緒応答性（Emotional Availability）が必要とされている。この時求められる要素としては，感受性（Parental Sensitivity：子どものシグナルに迅速に反応する），構造化（Parental Structuring：適切な枠組み，ルール，規則などを子どもの自律性を損なわない形で示す），非干渉性（Parental Nonintrusiveness：過干渉になることなく，必要な時に「そこにいて being there」，忍耐強く子どもが自分で解決策を見いだせるようにする），非敵対性（Parental Nonhostility：欲求不満状態であっても怒りや攻撃的な衝動を適度にコントロールできる）が挙げられている[4]。

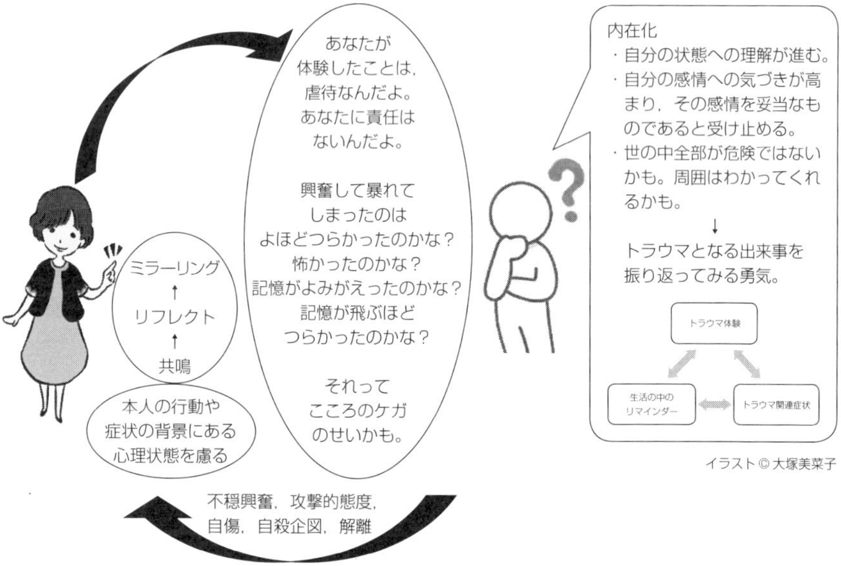

図 3-2　アタッチメントを強化する TIC[17]

TICにおいても，同様の要素が尊重されることは言うまでもない。さらに，TICでは，トラウマに関する疫学に裏打ちされた情報を伝える心理教育の要素が不可欠である。また，支援者が自らのメンタライジング機能を駆使し，子どもの「問題行動」の背景にあるトラウマ反応や症状を慮り，その痛みやつらさに共鳴しリフレクトしたうえで，子どもに伝えていくということも必要となる。この作業を繰り返すことで，子どもは，自らの行動の背景にある感情に気づき，それを妥当なものとして受け止めることができるようになる[2)17)]（図3-2）。この状態になって初めて子どもは，過去の被虐待体験と現在のトラウマ症状の関連に目を向け，トラウマの三角形（図1-3，23頁）を使うことによって，支援者と共通の言葉で，その痛みやつらさを語れるようになるのである（第1章参照）。

⑵ 加害養育者へのTIC

虐待行為は，適切な支援がなければ慢性反復性に続くことが多く，一旦収まったとしても再発しやすいものであるが，再発のリスクを高める要因の一つに，養育者の共感性の欠如が挙げられている[8)]。冒頭で述べたように，子どもに対して否定的感情を抱きやすく，体罰を容認する傾向にある加害養育者に，子どもの痛みに対する共感性欠如が加味されると，破局的な暴力行為に至ってしまう可能性が高いからである。加害養育者の共感性を高めるためには，まず支援者が養育者に共感する必要がある。それでは，加害養育者のどこに共感すればよいのだろうか？　前項で述べた子どものアタッチメント強化と同様の方策が有効なのだろうか。

実際に子ども虐待の支援現場でよくなされている方法は，最初に加害養育者の過去のトラウマやACEsに注目し，その痛みやつらさを慮ることによって介入しようとする試みである。この介入の方向性は間違っていないし，もちろん根本的な問題はそこにあるのである。しかし，加害養育者の支援の一義的目標は，わが子への虐待加害行為をやめさせ，適切なペアレンティングスキルを身につけてもらうことである。それなのに，いきなり加害養育者の過去に切り込むと，養育者は「自分が悪いと思われている」のように受け止めてしまい，支援に積極的に関与しなくなるかもしれない。また，中途半端に過去の話を聴取するだけでは，根深いトラウマやACEsの問題を整理することは当然不可能なので，養育者は「つらい思いをして話しても何も変わらなかった」のようにとらえてしまい，支援に拒否的になってしまうかもしれない。

それでは，加害養育者のどこに共感すればよいのだろう。支援者としては，「虐待行為はどんな理由があっても許されるものではない」という姿勢は堅持しなければならない。しかし，虐待行為に至る前の状況や養育者の心情には共感できるのではないだろうか。

たとえば，若年で娘と息子を産んで，シングルマザーとして子育てをしていた母親がいたとしよう。ある日，息子が発熱したから迎えに来てくれるように保育所から連絡があった。しかし非正規で働いている母親は休みがとれず，定時に保育所に行ったところ，案の定，なぜすぐに迎えに来なかったのかと言われた。何度も謝りつつ帰ろうとしたが，娘が「まだ遊びたい」と帰りたがらなかった。やっとのことで２人を連れて帰り，息子を寝かしつかせていた間に，娘は冷蔵庫からマヨネーズを取り出し台所の床にまき散らしていた，というできごとの話を詳細に聴取したら，支援者は，母親の疲労感や自責感，子どもらへの怒り（「なぜ熱なんか出すの」「なぜ言うことを聞かないの」）に比較的たやすく共感ができるのではないだろうか。

このように，介入のきっかけとなった虐待の状況を詳細に聴取し，虐待時の感情を養育者自らの言葉で話してもらうことによって，初めて支援者は虐待加害養育者に共感することができ，養育者なりに懸命に子育てに取り組もうとしている姿勢に敬意を払うことができるようになるのである。さらに，虐待行為の結果（虐待通告された，子どもを一時保護されたなど）が養育者の意図したものであるのかを話し合い，養育者の努力が実を結んでいない実態を共有することによって，これまでとは違う，体罰に拠らない安全な子育て方策をともに考えていく，という共通目標に向かって協働していくことが可能になるのである[21)]。これらの段階を踏んで，養育者をエンパワーし，積極的関与を促していくことは，まさにTICの基本原則に則った支援であるといえる。

⑶ 支援者のメンタルヘルス維持のためのTIC

先述のように，子ども虐待ケースへの支援者には，トラウマに関連するさまざまなリスクが知られている。にもかかわらず，多くの職場では，これらのリスクに配慮した対応がなされていないことが少なくない（第6章参照)。このような環境では，支援者個人が自分なりの対処法を見つけて対応せざるをえない。そして，その対応が不適応なものであれば，支援者個人のみならず職場全体のパフォーマンスが低下してしまい，支援者の離職という大きな損失につながることもある。場合によっては，支援者個人の責任に帰され，退職を求められるケースもあるかもしれない[16)]。

子ども虐待支援に携わる人は，仕事に関連するどんなストレスや苦悩にもうまく対処しなければならないという暗黙のメッセージを引きずって孤立してしまうことも多い。それだけに，支援の実効的な対応策を構築するためには，この暗黙の文化を変えていくことが不可欠となる。

一般的に，この問題に組織全体で介入するためには，個人，上司，組織が多次元的にアプローチすることが推奨されている。そのためには，心理教育，スキルトレーニング，スーパービジョンの3つが重要であると考えられている。組織がトラウマの影響を認識することで，自分だけではなく他の人も同様の体験をしていることを知ることができ，支援者個人の沈黙やスティグマを減らすことにつながるのである[26)]。

さらに，担当するケース数を減らすなどして，適切な休息，栄養，運動，およびストレス軽減をこころがけ，ワークライフバランスを見直すなど，職場環境や風土の見直しも必要である。これらの取り組みを通して，子ども虐待支援には本来的にリスクがあるということが，支援者個人と組織の共通認識になっていくのである。

TICの基本に基づいて，トラウマに対する知識を習得し，支援者自身のト

表3-1　支援者へのTICに必要な要素[23)]

- 二次的トラウマが職場に与える影響に気づく。
- トラウマに関わるサービスには，トラウマにさらされるリスクがあることを認識する。
- トラウマが個人の世界観を形作るのと同様に，組織の文化を形成することを理解する。
- トラウマを抱えた組織は，クライエントの過去のトラウマや将来のトラウマを効果的に把握したり予防したりすることができないことを理解する。
- トラウマに関連する知識を意味のある行動・方針・実践の改善に結びつける能力を身につける。

ラウマに気づき，適切に対応することが，クライエントと支援者双方の再トラウマ化を予防すると考えられている。組織全体への TIC に必要な要素は表 3-1 に示す通りであるが，これらの要素を支援者の日頃の活動に統合していくことが，支援者のメンタルヘルス向上につながると考えられている[23]。トラウマの性質をよく理解し，適切な予防策を講じながら業務を遂行すれば，そのリスクを最小限にすることができるのである。

おわりに

子ども虐待への支援では，虐待された子ども，虐待加害養育者，虐待非加害養育者，支援者のすべての安全が保障された環境で，それぞれのアタッチメントが活性化され機能する状態を構築することが望ましい。そして，そのカギとなるのは言うまでもなく TIC である。ここでは，通常アタッチメントを強化するために必要とされている情緒応答性に，さらに TIC を加味した，「トラウマインフォームドな情緒応答性」が求められるのである。

〔文 献〕

1）Alisic E，Zalta AK，van Wesel F et al：Rates of post-traumatic stress disorder in trauma-exposed children and adolescents: meta-analysis. *Br J Psychiatry* 204：335-340, 2014

2）Allen JG：*Restoring Mentalizing in Attachment Relationships: Treating Trauma With Plain Old Therapy.* American Psychiatric Publishing, 2013（上地雄一郎，神谷真由美訳：愛着関係とメンタライジングによるトラウマ治療―素朴で古い療法のすすめ．北大路書房，2017）

3）American Psychiatric Association：*Diagnostic and Statitical Manual of Mental Disorders. Fifth edition.* American Psychiatric Publishing, 2013（日本精神神経学会日本語版用語監修，高橋三郎，大野裕監訳：DSM-5 精神疾患の診断・統計マニュアル．医学書院，2014）

4）Biringen Z：Emotional availability: conceptualization and research findings. *Am J Orthopsychiatry* 70：104-114, 2000

5）Bowlby J：*Attachment and Loss, Vol.1. Attachment.* Basic Books, 1969（黒田実郎他訳：母子関係の理論 1 愛着行動．新版．岩崎学術出版社，1991）

6）崔炯仁：メンタライゼーションでガイドする外傷的育ちの克服―〈心を見わたす心〉と〈自他境界の感覚〉をはぐくむアプローチ．星和書店，2016

7）Christie H，Talmon A，Schäfer SK et al：The transition to parenthood following a history of childhood maltreatment: a review of the literature on prospective and new parents' experiences. *Eur J Psychotraumatol* 8：1492834, 2018

8）de Paúl J, Pérez-Albéniz A, Guibert M et al：Dispositional empathy in neglectful mothers and mothers at high risk for child physical abuse. *J Interpers Violence* 23：670-684, 2008

9）遠藤利彦：入門アタッチメント理論―臨床・実践への架け橋．日本評論社，2021

10）Felitti VJ, Anda RF, Nordenberg D et al：Relationship of childhood abuse and household dysfunction to many of the leading causes of death in adults. The Adverse Childhood Experiences（ACE）Study. *Am J Prev Med* 14：245-258, 1998

11）Figley CR（ed）：*Compassion fatigue: Coping with secondary traumatic stress disorder in those who treat the traumatized.* Brunner/Mazel, 1995

12）Harris M, Fallot RD：*New Directions for Mental Health Services: Using Trauma Theory to Design Service Systems.* Jossey-Bass, 2001

13）Hughes K, Bellis MA, Hardcastle KA et al：The effect of multiple adverse childhood experiences on health: a systematic review and meta-analysis. *Lancet Public Health* 2：e356-366, 2017

14）亀岡智美：逆境的環境で育った子どもへの治療的関わり―トラウマインフォームドケアの視点から．児童青年精神医学とその近接領域 60：409-414, 2019

15）亀岡智美：精神科医療におけるトラウマインフォームドケア．精神神経学雑誌 122：160-166, 2020

16）亀岡智美：トラウマの臨床―リスクを知り，二次受傷を防ぐ．こころの科学 222：39-43, 2022

17）亀岡智美：トラウマフォーカスト認知行動療法におけるアタッチメントの視点．児童青年精神医学とその近接領域（印刷中）

18）Kataoka M, Nishi D：Association between Work-Related Trauma Exposure and Posttraumatic Stress Symptoms among Child Welfare Workers in Japan: A Cross-Sectional Study. *Int J Environ Res Public Health* 18：3541, 2021

19）厚生労働省：児童虐待の防止などに関する法律（https://www.e-gov.go.jp）

20）Sroufe LA, Egeland B, Carlson EA et al：*The development of the person: The Minnesota Study fo Risk and Adaptation from Birth to Adulthood.* Guilford Press, 2005（数井みゆき，工藤晋平監訳：人間の発達とアタッチメント―逆境的環境における出生から成人までの30年にわたるミネソタ長期研究．誠信書房，2022）

21）Runyon MK, Deblinger E：*Combined Parent-Child Cognitive Behavioral Therapy: An Approach to Empower Families At-Rist for Child Physical Abuse.* Oxford University Press, 2014（亀岡智美，花房昌美監訳：CPC-CBT 親子複合型認知行動療法セラピストガイド―身体的虐待リスクのある子どもと家族をエンパワーする．金剛出版，2021）

22）Midgley N, Karin L, Lindqvist K et al：*Mentalization-Based Treatment for Children: A Time-Limited Approach.* American Psychological Association, 2017（上地雄一郎，西村馨監訳：メンタライジングによる子どもと親への支援―時間制限式MBT-Cのガイド．北大路書房，2021）

23）National Child Traumatic Stress Network Secondary Traumatic Stress Comittee：Secondary Traumatic Stress: A Fact Sheet for Child-Serving Professionals. Los Angeles,

CA, and Durham, NC: National Center for Child Traumatic Stress, 2011

24）奥山眞紀子：虐待を受けた子どものトラウマと愛着．トラウマティック・ストレス 3：3-11，2005

25）Osofsky JD, Putnam FW, Lederman CS：How to Maintain Emotional Health When Working with Trauma. *Juv Fam Court J* 59：91-102, 2008

26）Reece RM, Hanson RF, Sargent J（eds）：*Treatment of Child Abuse: Common Ground for Mental Health, Medical, amd Legal Practitioners. 2nd edition*. Johns Hopkins University Press, 2014（亀岡智美，郭麗月，田中究監訳：虐待された子どもへの治療―医療・心理・福祉・法的対応から支援まで　第2版．明石書店，2019）

27）Schickedanz A, Halfon N, Sastry N et al：Parents' Adverse Childhood Experiences and Their Children's Behavioral Health Problems. *Pediatrics* 142：e20180023, 2018

28）Stern DN, Hofer L, Haft W et al：[Affective attunement: division of emotional states between mother and child by cross-modal exchange]. *Ann Med Psychol (Paris)* 145：205-224, 1987

29）Substance Abuse and Mental Health Services Administration：SAMHSA's Concept of Trauma and Guidance for a Trauma-Informed Approach. HHS Publication No.(SMA)14-4884., Rockville, 2014（大阪教育大学学校危機メンタルサポートセンター・兵庫県こころのケアセンター訳：SAMHSAのトラウマ概念とトラウマインフォームドアプローチのための手引き．2018 https://www.j-hits.org/document/child/page6.html）

第4章

社会的養護とトラウマインフォームドケア

亀岡智美

はじめに

現在のわが国の社会的養護は，児童養護施設，乳児院，情緒障害児短期治療施設（情短施設，現在の児童心理治療施設），児童自立支援施設，母子生活支援施設，里親・ファミリーホームなどが担っている。戦後の戦災孤児対策から始まり，その後養育者が不在となった子どもの養育，そして現在は，養育機能が損なわれた家庭の子どもへの代替養育機能を担うことになった社会的養護の場では，もはや「衣・食・住」を提供するだけでは事足りない状況になっている[11)]。このような中で社会的養護は，①子どもの最善の利益のために，②すべての子どもを社会全体で育む（「厚生労働省雇用均等・児童家庭局長通知 児童養護施設運営指針」平成24年3月29日）という基本理念を果たしていかなければならないのである。

一方，厚生労働省子ども家庭局の調査によると，平成30（2018）年2月1日現在，児童相談所が措置した，全国の里親委託児童，乳児院・児童養護施設・児童心理治療施設・児童自立支援施設・母子生活支援施設などへの入所児童約5万5000人のうち，被虐待経験のある子どもは38.4％（里親）～78.1％（児童心理治療施設）であり，ほとんどの子どもが何らかの逆境的小児期体験（ACEs）を有していることが報告されている。そして，これらの子どものうち，PTSDと診断されている子どもは，0.2％（乳児院）～9.7％（児童心理治療施設）であったとされており[12]，わが国の一般人口の有病率よりもはるかに高い数字となっている。海外の報告でも，社会的養護を受けている子どものPTSD有病率は約15.7～24.9％であり[10]，米国の復員兵と同等レベルだったという報告がある[13]。すなわち，社会的養護のもとに現れる子どもは，戦闘体験と同じくらい過酷な体験をしているともいえる。これらの数字の周辺に多くの暗数が存在することを考慮すると，社会的養護の場では，日々の支援がトラウマやACEsと切り離せないものになっていると推察される。

虐待や不適切な養育を受けた子どもが，つらい感情に対処することができず，暴力や不適応行動という形で，トラウマ反応を示すことはよく知られたことである。また，これらの子どもは安全なアタッチメントの形成に失敗している場合が多く，対人関係において安全感を維持したり，感情を制御したりすることが困難なことが少なくない。また，自責感やスティグマ，周囲の人や世の中に対する不信を抱えていることも珍しくない。あるいは，あまりにも深刻な環境で生きてきたために，通常であれば感じる悲しみや絶望，不安や恐怖など，さまざまな感情を麻痺させており，一見驚くほど元気そうに見える子どももいる[16]。

これらの対応困難な子どもに日々接する支援者も，過酷な状況に置かれている。絶えず忍耐と共感が要求されるため，強度の感情労働に耐える必要があるし，子ども一人ひとりのニーズに応じながら，自分のプライベートの生活を守っていくのは至難の業である。さらに，全国の児童養護施設への調査で，子どもの暴力で負傷したり精神的ダメージを受けたりした職員は，22.8％であると報告されている[15]。

トラウマインフォームドケア（TIC）は，子どもと支援者の困難に目を向け，双方の安全を確保しながら，サービスを提供していける枠組みである。とはいうものの，第1章の5項（25頁）で述べたように，新しい概念を組織に導入する際には，支援者側の障壁が存在することも事実である。よく理解しないで下手なことをしたら子どもをさらに傷つけてしまうのではないか？　むやみに刺激して子どもの強い怒りが噴出してしまったら対応できないのではないか？など，次々と疑問や不安が出現し，結局は従来の対応方法を踏襲している支援者も少なくないことだろう。

本章では，従来培われた児童福祉領域のさまざまな知見や実践に，TIC をできるだけ自然に溶け込ませていけるように，基本的な考え方をわかりやすく紹介していきたい。

1．社会的養護における PTSD 症状

冒頭で述べたように，社会的養護のもとで暮らす子どもの PTSD 有病率は，一般人口よりも高いことが報告されている。それだけに，社会的養護の場で，子どもの行動をうまくコントロールし，安全な生活を保障するためには，PTSD の症状についてよく知ることが不可欠である。

PTSD の症状は，①侵入症状（虐待された記憶が，自分では思い出したくないのに繰り返し想起され，体験時と同様の心身の苦痛が生じる），②回避症状（虐待されたことを思い出させるような人・場所・もの・機会・会話などを避けようとする，そのできごとのことを考えないようにする，話さないようにする），③認知や気分の否定的変化（自分自身や他者，世の中全体のとらえ方が歪んでしまい，否定的な感情に圧倒されるようになる），④覚醒と反応性の変化（ささいなことでイライラ，ビクビクする，注意集中困難や睡眠障害，自分を傷つける恐れのある無謀な行動），の４つの症状群からなる[1)]。これらの症状は，PTSD がよく見えるメガネをかけて見ないと，単なる子どもの問題行動や不従順な行動として見過ごされてしまうことが多い。

たとえば，フラッシュバックという症状は侵入症状の最も重篤な症状であるが，生活の中の些細な刺激によって，虐待の記憶が鮮明によみがえり，まるで今虐待されているかのように行動してしまう（再演）というものである。考えてみれば，児童養護施設のような集団生活には，子どもの記憶を想起させてしまうような刺激（リマインダー）がたくさんある（表 4-1）。年少児の泣き声，食器のガチャガチャする音，誰かの大声，生活の中のちょっとした理不尽な場面など，本来であれば危険ではないさまざまなできごとが刺激となって，過去に虐待されていた時の記憶がよみがえり，子どもを動転させてしまう[2)]。そして，何とかその状況から逃れようとする行動が，実際の場面では場違いな怒りや衝動行為・反抗的な態度にみえてしまう。PTSD 症状に苦しむ子どもは，支

表 4-1　生活に潜むさまざまなリマインダー例[2)]

・被害を想起させる人
　加害者と似た容貌・似た髪型・似た服装・似た声の人
　加害者と同じ癖のある人など
・被害を想起させる場所
　加害者がいるかもしれない場所や人ごみ，加害者とよく行った場所
　被害を想起させる場所（風呂場，布団の中など）
・被害を想起させる物
　加害者がよく食べていた料理や菓子・よく聞いていた音楽・乗っていた車
　加害者が大切にしていたもの，加害者を想起させるにおい（整髪料，たばこ，体臭など）
　被害を受けた場所にあったもの（家具など）
・被害を想起させる時や状況
　誰かに叩かれる・怒鳴られる・注意される
　誰かが怒られる・叩かれる・注意されているのを目撃する，他児同士のけんかを目撃
　その他の大声や大きな音（怒り声，大きな笑い声，他児の泣き声，食器が割れる音など）
　権威者からの指示，行動の制限，衣服の検査
　被害を受けた時間や季節，被害を受けた自分の裸の身体を見る入浴時
　痛い治療を受ける時，被害のきっかけになった学習場面
　急な予定変更，約束のキャンセル
・被害を想起させる感情状態
　恐怖，孤独感，孤立感，怒り，悲しみ
・被害を想起させる考え
　自分はバカだ，自分のせいだ，世の中は理不尽だなど

援者の目には安全であるように見える生活の場においても，記憶の中で虐待され続けているのである。

さらに，日常生活の流れの中でみると，回避症状はやる気のない怠惰な行動に見えてしまいやすいし，認知や気分の否定的変化の症状によって，子どもは意固地でひねくれてみえてしまう。最後の覚醒と反応性の変化に属する症状は，行動面に現れる症状であるだけに，比較的わかりやすいと思われるものだが，たいていは発達障害の症状ととらえられてしまう。このように，PTSD 症状の８割は，外から観察しているだけではわからないことが多く，残りの２割（覚醒と反応性の変化）は，発達障害の特性や他の精神疾患の症状と類似しているため誤認されやすいのである。

2．社会的養護と再トラウマ化

社会的養護の場では，虐待などによりこころにケガをした，いわば，育て直しが必要な，対応の難しい子どもが生活をしている。複数名で，集団生活をしていることも多い。それだけに，さまざまなルールが設けられていることが一般的である。もちろん，集団生活の場では一定のルールは必要であるが，そのルールが，子ども一人ひとりの安全を守るためのルールであることが，子ども本人に伝わっていることが大切である。一方，当初から「守るべき」ルールが一方的に押しつけられるという状況は，被虐待歴を有する子どもにとっては，虐待されていた生活を思い起こさせるひきがね（リマインダー）になる可能性があることを知っておく必要がある。

子どもが問題行動を示した場合，一定期間ペナルティを与える，助言指導や説諭，あるいは，ひたすら支持的に関わる，などの対応が実践されていることが多いが，子どもの問題行動の背景に，虐待によるトラウマ反応やPTSD症状が存在する場合，これらの関わりは一般に有効ではないとされている。現に，このような対応を続けても，子どもの問題行動は改善せず，支援者が疲弊しているケースを目にすることは多い。そうなると，強圧的な対応がより一層エスカレートしたり，あるいは，支援者側が無力感を募らせて子どものやりたい放題にさせてしまったりということになりかねない。また，「誰も自分のことを理解してくれない」「自分だけ理不尽な扱いを受ける」「どうせ自分は悪い子だ」などの，虐待によって生じた子どもの非機能的な認知を強化してしまう恐れもある。いずれにせよ，支援が機能不全の状態に陥り，結果的には子どもへの再トラウマ（再びトラウマを与える行為）となってしまう可能性が高いのである。

この再トラウマ化の問題は，実は，社会的養護の支援現場に，想像以上に深く潜在している。ここで，事例検討会などでよく出会ういくつかのケースを組み合わせた模擬事例を挙げてみる[8)]。

【事例1】凶暴な子どもと思われていたE子[8)]

E子は物心ついた頃から，父から母への激しい暴力を目撃し，自らも父から身体的虐待を受けて育った。小学校からの通告で児童相談所（児相）が介入し，E子は児童養護施設に入所した。その後しばらくして，母は父と離婚した。E子は順調に施設に適応し，転校した学校にも元気に通学していた。離婚後の母の生活も安定してきたため，児相は母とE子の面会外出を許可した。

母娘の面会外出が始まってから，E子は不眠悪夢を訴え，施設でもイライラした態度が目立つようになった。支援者に反抗的になり，不穏興奮状態に陥ったり，無断外出をしたりするようになった。以前は熱心に取り組んでいたクラブ活動も休みがちになった。そのうちに，毎日のように自傷行為を繰り返すようになった。そして，何かと理由をつけて母と会うことを避けるようになった。

施設では，E子の行動化のたびにペナルティを与え，反省文を書かせ，二度としないことを約束させた。それでもE子の行動は改善しないため，E子のペナルティはどんどん増えていった。

その後，E子は専門機関でPTSDと診断された。E子は母との面会時，母の顔にある傷跡を見た瞬間にPTSD症状が一気に顕在化したのである。母の顔にある傷跡は，父が母に投げつけたガラス瓶でできた傷だった。その傷を見ることがリマインダーとなり，両親間のDV場面の記憶がよみがえり（侵入症状），E子は混乱状態に陥っていたのである。E子は次第に母との面会を避けるようになった（回避症状）。そして，母に会いたくないと思っている自分を責めるようになり，以前は熱心だったクラブ活動にも興味を示さなくなった（認知や気分の否定的変化）。また，いつもイライラと怒りっぽくなり，自傷を繰り返すようになった（覚醒と反応性の著しい変化）。従来の視点では問題行動に見えたものが，トラウマがよく見えるメガネをかけて見ると，PTSD症状だったことが明らかになったのである。

それでは，このような状態のE子に，反省させペナルティを与え，二度としないと約束させるという対応はどうだろう。E子自身も，自分の中で何が起きているのか理解できず，自分ではコントロールできない症状に苦しみ混乱していたはずである。説諭・反省・ペナルティなどの対応は，支援者との信頼関係を構築するどころか，E子の「やはり自分はダメ人間だ」「誰も自分のことをわかってくれない」などという非機能的な認知を強化し，再トラウマとなってしまったかもしれない。

【事例２】不当に怒られたと主張するＦ子[8)]

Ｆ子は，母親から身体的心理的虐待を受け続けた後に，児相が介入し施設に入所した。母親は，離婚後に精神不調をきたし，些細なストレスを体験するたびに，怒り狂い「おまえのせいだ」とＦ子を責めながら激しい体罰を加えた。機嫌のよい時には，Ｆ子にやさしい言葉をかけたり，欲しいものを買ってくれたりしたが，その状態は長くは続かず，急に態度が一変したかと思うと，理不尽な言いがかりをつけてはＦ子に身体的虐待を加えたのである。

施設に入所した後のＦ子は，どちらかというと扱いにくい子どもだった。何かというと，「支援者が他児ばかりひいきする」と文句をつけた。支援者の側からすると，気難しいＦ子には誰よりも柔軟な対応をしているはずなのに，Ｆ子はそんなことには一向にお構いなしだった。

ある日，洗濯するべき衣類を置きっぱなしにしていたＦ子に，支援者は「洗濯かごに入れておこうね」と穏やかな口調で促した。その途端にＦ子は，烈火のごとく怒り狂い，「今やろうと思ってたのに，なんで自分が怒られなければならないの！」「そもそも支援者はいつも私だけを目の敵にしている。他の子だってみんなやってるのに，私にだけなぜ怒るの！」と怒鳴りまくった。一方，支援者の側も「怒ったつもりはない。普通の口調で言ったはずだ」と自分の側の正当性を主張し，両者は決裂状態に陥った。

その後，Ｆ子にはPTSDの侵入症状が認められることが判明した。Ｆ子にとっては，「穏やかに注意する行動」がリマインダーとなり，母親から受けた虐待場面の記憶が，自分ではコントロールできない状態で想起されていたのである（図4-1）。つまり，Ｆ子は支援者の背後に，怒りまくる母親の影を見ていたのであり，Ｆ子の主張も支援者の主張も両方ともが正しかったのである。

これらの事例が示すように，日常生活の中で，一見理解に苦しむような行動や，場違いなほどの強い否定的感情・衝動行為が認められる時には，トラウマ反応やPTSD症状が潜在している可能性が高い。事例検討会では，支援者自

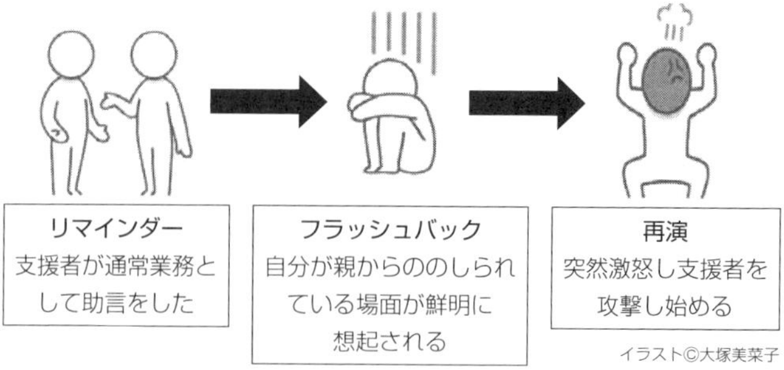

図 4-1　支援者の穏やかな注意が PTSD 症状を引き起こす例

身の関わりが，意図せずリマインダーになってしまうのならば，今後どのように子どもに関わったらよいかわからない，という声がよく挙がるのであるが，どんなに優秀で注意深い支援者でも，自らがリマインダーとなってしまう事態は避けられないものである。

このような場合，支援者の落ち度ととらえるのではなく，「目には見えないトラウマが一瞬姿を現した好機」ととらえ，子どものさらなる理解につなげることが重要である。そして，第 1 章で述べたように，支援者と子どもが共通の言葉でこの事象を話し合えるようになることが大切なのである。

3．トラウマの見える化

⑴ 心理教育いろいろ

TIC では，支援者がよいと思う方法を一方的に子どもに押しつけるような支援ではなく，子ども自らが積極的に関与していくことが重要であるとされている。そのためにはまず，子ども虐待についての正しい知識や情報を，子ども本人に伝えるための心理教育が不可欠である。表 4-2 に示すように，こころもケガをすることや，多くの子どもがこころにケガをするような体験をしていること，こころにケガをするとさまざまな反応が出現するのは当たり前であること，などを伝える一般的なトラウマの心理教育と，子ども虐待の種類に特化した心理教育があり，子どもの状況に合わせて，必要な情報を提供していく。特に虐待された子どもは，自責感やスティグマ・恥の感情などを抱いていること

表 4-2　心理教育に含むべき要素[8)]

・**トラウマについての一般的な情報提供** どのようなタイプのトラウマがあるか？ どのくらいの子どもがトラウマを体験するのか？ トラウマによる影響，トラウマ反応について ・**トラウマのタイプに特化した情報提供** （例）性的（身体的）虐待とは？ （例）なぜ性的（身体的）虐待は起こるのか？；子どもの責任ではない （例）なぜ子どもはその体験を話そうとしないのか？ （例）性的（身体的）虐待を受けた子どものトラウマ反応について

が多いので，虐待行為の責任は加害者にあるのであって，子どもはどのような場合にも悪くない，ということを繰り返ししっかりと伝えることが必要になる。

社会的養護に関わる支援者の中には，「養育者が悪い」と子どもに教えると，子どもの養育者への怒りが噴出して大変なことになるのではないかという懸念から，心理教育に慎重になる立場の人たちも少なくない。しかし，ここで伝えるべきは，養育者の全体丸ごとが悪いということではなく，養育者のした「虐待行為」は悪いことであり，誰でも自分の行動に責任を負うべきであるのと同様に，養育者のした虐待行為の責任は養育者にある，というごく当たり前のことである。子どもは自分が体験したことを正しく理解して初めて，自らの感情に気づき，それを制御する術を学ぶのである。この際，養育者を責めるような口調や態度は，厳に慎むことが大切である。どんなにひどい養育者であっても，子どもにとってはかけがえのない親であることに違いないからである[3)]。

心理教育の提供の仕方は，さまざまであってよい。社会的養護に関わる支援者の場合，日常生活に密着した形で心理教育を提供できるという大きなアドバンテージもある。たとえば，事例１のＥ子であれば，「この施設には，あなたみたいにお父さんから叩かれたり，お父さんがお母さんを叩いたりするのを見ていた子がたくさん入所してくるんだけど，あなたみたいに急に興奮したり，イライラしやすい子が多いみたい。そういえば，この前いた子は，イライラする時には虐待された記憶がよみがえるって言ってたよ」のように伝えるだけで，たちまち立派な心理教育となる。

それ以外にも，心理教育用の冊子[6)14)]や絵本[4)5)9)]を活用する方法もある。これらのツールを使用して学習する方式でもよいし，子どもが手にとりやすい場所にさりげなく資料を置いておく方式でもよい。

⑵「トラウマの三角形」の活用

子どものトラウマに適切に対応するためには，まず，目の前の子どもが呈するさまざまな行動の背景に，もしかしたらトラウマの影響があるかもしれないという視点をもつことが大切である。これが，トラウマを「見える化する」ということであり，トラウマがよく見えるメガネを手に入れるということである。TICでは，支援者とともに子ども自身もトラウマを「見える化する」ことが重要であるとされている。

この際，第1章で紹介した「トラウマの三角形」[7)8)]（図1-3，23頁）を頭の中にイメージし，三角形の頂点に位置する各項目に当てはまりそうなことをリストアップしていくとよい。たとえば，事例1のE子であれば，身体的虐待とDVの目撃というトラウマ体験があり，母の顔の傷がリマインダーとなって，不穏興奮状態を示すいう三角形ができあがる。

このように子どもの行動をトラウマの視点から観察すればするほど，生活に潜むリマインダーとさまざまなトラウマ症状との関連が見えてくる。そして，これまで見えていた「不従順でいくら言っても言うことを聞かない子ども」とは異なる，「トラウマ症状に苦しむ子ども」の姿が見えてくるはずである。

子ども自身の理解を促すためには，実際にトラウマの三角形の図を子どもに見せながら，たとえば，E子に「あなたはお母さんとの面会のたびに調子を崩しているように見えるけど，その時あなたの中で何が起きているのかな？」などと質問を投げかけてみるとよい。そして，「身体的虐待を受けていた子には，自分が思い出そうとしていないのに，虐待されていた時の記憶が急によみがえって困る，とか，すごく怖い，という子が多いんだけど，あなたはどうかな？」とか，「この前（心理教育）冊子（または絵本）で勉強したけど，あなたにも似たようなことが起きていないかな？」などと具体例を挙げて質問してみるのもよい。

リマインダーについては，支援者は子どもの内側で起きていることを推測するしかないので，子ども本人から教えてもらい確かめるしかない。E子の場合も，母の顔の傷がリマインダーになっているということは，E子から聞いて初めてはっきりしたのである。このように，子どもと支援者が共通の言葉でトラウマについて話し合うことによって，自分のリマインダーとなるものを数多く見つけられる子どももいる。そして，それによって支援者側の子どもへの理解も一層深まる。自分の現在の状態を客観的に理解できるようになった子どもは，それだけで，コントロールできているという感覚を取り戻すことができるのである。

4．TIC実践のコツ

⑴ 問題解決を急がない対応

社会的養護に関わる支援者の毎日は，「大変」の連続だ。子ども同士の衝突，子どもの不穏興奮，ルール違反，支援者への反抗や不従順が日常茶飯事に起きる。そればかりか，規則正しく一貫して自律的に生活することが難しい子どもも少なくないため，日常生活面での支援も欠かせない。毎日登校するためのサポート，学校の課題を決められた日までに提出することへの配慮，自室の整理整頓，施設の公共スペースでのマナーなど，その子どもの発達年齢なら当然身につけているべきスキルを獲得できていない子どもが少なくないからである。

一方，社会的養護のもとに来る子どもの側も，「大変」の連続である。虐待される環境は，なるほど理不尽であるが，子どもは懸命に生き抜くためにその環境に適応しようとしてきたのである。それが一変して，今までとは異なる環境に放り込まれることになる。施設での集団生活，規則正しく生活することやルールを守ること，意見の異なる周囲の人と折り合うことなど，経験不足の課題が山積みになっているのである。さらに，これらの子どもは，自らの感情への気づきが弱く，自分の行動をコントロールする力も弱い。そればかりか，PTSD症状が認められる子どもでは，過去の記憶が始終よみがえり，今の生活を邪魔しにくるのである。大変な状況である。

以前，重篤なネグレクトを受けて児童養護施設に入所してきた子どもがいた。施設では，その子に栄養をつけようと懸命に食事を与えたが，スナック菓子しか食べたことのなかったその子は，栄養のバランスがとれた食事を受けつけなかった。施設では，その子が虐待環境下では通常の食事ができない状態にあったことに気づき，忍耐強くその子が口にできるものから少しずつ与えた。その子は，1年ほどかけてようやく普通の食事ができるようになったそうである。

目には見えないトラウマに起因するさまざまな問題に対しても，この例のように，目の前の問題解決を急ぐのではなく，忍耐強く，子どもの「こころの基礎体力」を向上させるような対応が必要なのである。

(2) 気持ちへの気づきとコントロール力を育てる

「こころの基礎体力」を向上させるためには，自分の感情やトラウマ反応に気づき，それを適切に制御できることが不可欠である。この時大切なことは，まず気づきがあって，後にコントロール力を身につけるという順番である。先に紹介した重篤なネグレクト例でも，施設では，食べるよう叱咤激励をしたり，施設の食事のルールを強要したりして，子どもの食行動をコントロールしようとすることはなかった。まず，「この子は普通食が食べられない」という気づきから取り組みが始まったのである。

子どもの感情への気づきを促すためには，子どもの行動ではなく感情に焦点を当てることが役に立つ。子ども同士が衝突した際に，「なにやってるの！仲良くしなさい」とすぐさまコントロール力を求めるのではなく，また，「謝りなさい」と即時の問題解決を要求するのでもなく，「すごく怒ってるみたい。ちょっと落ち着こう」というように気づきを促すとよい。虐待などのトラウマ歴のある子どもは，「今どんな気持ち？」という質問には答えられなかったり，あるいは，「ムカつく」というようにすべての感情を怒りで代用してしまったりすることが多いので，最初は，職員が子どもの気持ちを慮って，代弁し，その気持ちが当然で妥当なものであることをしっかり伝えることが必要である。表4-3に示すような「気持ちの大原則」を支援者と子どもが共有することも有用である。

子どもが自分の気持ちに気づき，それを受け入れられるようになると，子どもの衝動行動は穏やかになることが少なくない。それでも行動の制御が必要な場合は，その子どもが普段用いている対処法を強化するとよい。この場合，標的となる行動が減少したかどうかを適切に評価することが大切であり，その際

表4-3　気持ちの大原則

・どんな気持ちでも気持ちである限り害はない。無理に抑え込む必要はない。
・どんなひどい気持ちでも，時間が経てば，必ず一旦は収まる。
・気持ちを無視したり押し殺したりすると，爆発して衝動行為になったり身体化症状となる。
・気持ちを言葉で表現すると，気持ちをコントロールしやすくなる。

の子どもの態度（ふてくされた態度など）を過度に問題にしないほうが賢明である。

⑶ 助けを求められる子どもを育てる

日常生活上のさまざまな支援を通しても，TICを展開することができる。その際に目標となるのは，「何もかも自分でできる人」を育てようとするのではなく，「自分の弱みを知り，必要な時に人の助けを求められる人」の育成を目指すことである。誰にでも得意不得意がある。それを受け入れ，一人でできないことは誰かの助けを借りることができる人は，十分に立派な社会人である。考えてみれば，私たちもこのようにして社会生活を送っているのである。それなのに，もともと逆境環境で育ち，さまざまな脆弱性を抱えている子どもに，「何もかも自分で」を要求するのは，あまりにも不公平だし，非現実的なことである。それでは，どのような対応が望ましいのか？

まず，日常生活面の子どもの困難な点を丁寧に観察する。そのうえで，「わがままでしていない」とか「やればできるのに怠けている」と解釈するのではなく，「トラウマのせいでできないのではないか？」と考えてみることである。そして，先述の重篤なネグレクト例で，子どもが食べられるように，食材の種類，調理方法，スプーンで口に運ぶなど，さまざまな工夫が凝らされたのと同様の工夫をするとよい。この時に重要なのは，純粋に「困っている人を助けるのは当然だ」「支援をすることで子どもの生活がうまくいくとうれしい」という親切な態度を貫くことである。このような対応を通して，子どもは，支援を求めても許される，世の中は自分を応援してくれる，という肯定的なとらえ方ができるようになるのである。

ある施設で，中学生になるのに自室の整理ができない子どもがいた。職員は，なんとかこの行動を改めさせようと，教え諭したり，助言指導を繰り返したりしていた。それでも子どもが動かないので，結局は職員が手伝って掃除をすることになる。そして最後に，「中学生にもなって，部屋の掃除もできなければ社会でやっていけないよ」とネガティブタグ（否定的な言葉）をつけてしまい，子どもの反発を招いてしまうという悪循環を繰り返していた。職員の努力には頭が下がる思いなのであるが，せっかくの対応が子どものこころに届かず，否定的な結果になっているのはあまりにも残念である。そこで，施設では，子どもと話し合い，定期的に職員が部屋の掃除を手伝うことにした。そして，部屋がキレイになったら，「あ～，気持ちよくなった。次は○日にお掃除手伝うね」と言って終了するようにしたのである。最初はほとんど職員任せにしていた子どもも，そのうちに一緒に掃除をするようになり，そのうちに別の困りごとを職員に相談するようになったという。

おわりに

社会的養護の場で必ず湧き上がってくる声に，「トラウマに配慮が必要だということはわかるが，いつまでも特別扱いをして甘やかすことはいかがなものか」というものがある。このような場合に必要となるのは，トラウマによる反応や症状を妥当なものだと認める態度と，トラウマ歴を有する子どもであっても自らの行動に責任をもつことが必要であるという考えとのバランスを保つことである。そして，この２つの目標は相反するものではない。TICは，両者を促進し，子どもが自らの行動に振り回されるのではなく，行動を制御しその主体性を取り戻すための取り組みなのである。

〔文 献〕

1）American Psychiatric Association：*Diagnostic and Statitical Manual of Mental Disorders. Fifth edition.* American Psychiatric Publishing, 2013（日本精神神経学会日本語版用語監修，髙橋三郎，大野裕監訳：DSM-5 精神疾患の診断・統計マニュアル．医学書院，2014）

2）Cohen JA，Mannarino AP，Deblinger E：*Trauma-Focused CBT for Children and Adolescents: Treatment Applications.* Guilford Press，2012（亀岡智美，紀平省吾，白川美也子監訳：子どものためのトラウマフォーカスト認知行動療法．岩崎学術出版社，2015）

3）Cohen JA，Mannarino AP，Deblinger E：*Treating Trauma and Traumatic Grief in*

Children and Adolescents. 2nd edition. Guilford Press, 2017（第一版翻訳：白川美也子，菱川愛，冨永良喜監訳：子どものトラウマと悲嘆の治療．金剛出版，2014）

4）Holmes MM：*A Terrible Thing Happened*. Magination Press, 2000（飛鳥井望，亀岡智美監訳：こわい目にあったアライグマくん．誠信書房，2015）

5）Jessie：*Please Tell: A Child's Story About Sexual Abuse*. Hazelden Foundation, 1991（飛鳥井望，亀岡智美監訳：ねえ，話してみて！　誠信書房，2015）

6）亀岡智美：こころとからだのケア―こころが傷ついたときのために．平成22年度厚生労働科学研究費補助金 生育疾患克服等次世代育成基盤研究 H20―子ども――般―006（主任研究者：奥山眞紀子）分担研究「子どものトラウマへの標準的診療に関する研究」，2016（https://www.j-hits.org/_files/00106856/1_1kokorotokarada.pdf）

7）亀岡智美：精神科医療におけるトラウマインフォームドケア．精神神経学雑誌 122：160-166，2020

8）亀岡智美：子ども虐待とトラウマケア―再トラウマ化を防ぐトラウマインフォームドケア．金剛出版，2020

9）Kaplow JB，Pincus D：*Samantha Jane's Missing Smile: A Story About Coping With the Loss of a Parent*. Magination Press，2007（亀岡智美訳：えがおをわすれたジェーン．誠信書房，2019）

10）Kolko DJ，Hurlburt MS，Zhang J et al：Posttraumatic stress symptoms in children and adolescents referred for child welfare investigation. A national sample of in-home and out-of-home care. *Child Maltreat* 15：48-63, 2010

11）厚生労働省雇用均等・児童家庭局家庭福祉課：児童養護施設運営ハンドブック．2014（https://www.mhlw.go.jp/seisakunitsuite/bunya/kodomo/kodomo_kosodate/syakaiteki_yougo/dl/yougo_book_2.pdf）

12）厚生労働省子ども家庭局，厚生労働省社会援護局障害保健福祉部：児童養護施設入所児童等調査の概要（平成30年2月1日現在）．2020（https://www.mhlw.go.jp/content/11923000/000595122.pdf）

13）Kulka RA，Schlenger WE，Fairbank JA et al：*Trauma and the Vietnam War Generation: Report of Findings from the National Vietnam Veterans Readjustment Study*. Brunner/Mazel，1990

14）野坂祐子：私に何が起きているの？―自分についてもっとわかるために．平成29-30年度厚生労働省子ども・子育て支援推進調査研究事業による指定研究「児童自立支援施設の措置児童の被害実態の的確な把握と支援方策などに関する調査研究」，2019（http://csh-lab.com/3sc/wp/wp-content/themes/3sc/img/document/p_12.pdf）

15）岡田強志：児童福祉施設における施設内暴力の法的検証とその抑止・方法化への展開．平成26年度科学研究費（奨励研究）報告書，2015

16）Reece RM，Hanson RF，Sargent J（eds）：*Treatment of Child Abuse: Common Ground for Mental Health, Medical, amd Legal Practitioners. 2nd edition*. Johns Hopkins University Press, 2014（亀岡智美，郭麗月，田中究監訳：虐待された子どもへの治療―医療・心理・福祉・法的対応から支援まで　第2版．明石書店，2019）

第5章

発達障害とトラウマインフォームドケア

亀岡智美

はじめに

発達障害は，2013年に発表された米国精神医学会による国際診断基準であるDSM-5[2)]において，「神経発達症群／神経発達障害群」としてまとめられており，さまざまな発達障害のタイプが示されている。本章ではその中から，近年社会的にも注目され，トラウマ診療のニーズが高い，自閉スペクトラム症（Autism Spectrum Disorder：ASD）と注意欠如・多動症（Attention-deficit/Hyperactivity Disorder：ADHD）を取り上げたい。

この10年間の筆者の主たる臨床の場は，トラウマ関連障害を主な診療対象とする精神科診療所であるが，予想に反してというべきか，予想通りというべきか，発達障害の人に多く出会う。そのほとんどが，ASDの子どもや成人が関わっているケースである。

残念ながら，子ども虐待ケースの加害養育者がASD（疑い）というケースは多い。もちろん，筆者が加害養育者と直接面接したケースは一例もないし，ほとんどが未診断なので，あくまでも疑いなのだが，加害養育者自身が自分の特性に気づいていたり，加害養育者の両親がわが子のASDを確信したりしている場合もある。また，虐待の様態にASD特性が反映されていると考えられるケースも少なくない（例：養育者が決めたスケジュールやルールに子どもが従わないと虐待する。養育者の現実離れした要求水準を完全に満たさないと子どもを虐待する。わが子に偏った性的関心を寄せ，独特な方法で性的に虐待するなど）。

一方，ASD の子どもや成人が被害に遭うケースも珍しくない。そのようなケースに出会うたびに，ASD の人たちのトラウマの体験様式や症状の発現様式が，定型発達の人たちと異なることに気づかされる。そして，これらのケースをひとまとめにして，定型発達者と同じように治療していくことに疑問を感じるようになった。しかし現段階では，どのような対応が望ましいのか，まだ明確な答えを見いだせないでいる。本章では，発達障害とトラウマとの関連を概観し，筆者の臨床での試行錯誤を紹介しながら，トラウマインフォームドケア（TIC）の必要性を考えたい。

1．発達障害とトラウマ

一般的に，ADHD や ASD の子どもは，トラウマとなるできごとを体験するリスクが高いことが報告されている[10,11,18,22,25]。

多動や衝動性が優勢な ADHD の子どもは，じっとしていられない，しゃべりすぎる，順番を待つことができない，周囲の人の邪魔をするなどの行動が幼少期から目立つことが多い。また，不注意が優勢なタイプの子どもは，学業や仕事に集中して取り組めず，他の人の話を聞けない，物事の優先順位が決められない，忘れ物が多く気が散りやすいなどの特徴を有していることが多い。一方，ASD を有する子どもは，社会的状況の読み取りが苦手なことが多く，こだわりや感覚過敏などの特性のために，親子の情動交流が阻害され，同年代集団に適応することが困難なことが多い。

このため，発達障害の子どもは，幼児期早期や学齢期から，叱責されることや対人トラブルが多く，虐待やいじめ，その他のトラウマとなるできごとを体験することが多いと考えられているのである。

⑴ ADHD とトラウマ

全米調査のデータでは，成人の ADHD は，気分障害（オッズ比：2.7 ～ 7.5），不安障害（1.5 ～ 5.5），物質障害（1.5 ～ 7.9）など，さまざまな疾患と併存することが多いとされているが，PTSD（3.9）との関連性が強いことも示唆されている[15]。また，成人のPTSDケースの約３割が子ども期にADHD特性を有していたという報告もある[1)9)]。同様に，ADHDの青少年は，そうでない青少年よりもPTSDを発症しやすく，またその逆も然りであることも報告されている[7)]。

このように，ADHDとPTSDは，双方向にリスクを高め合うことが示唆されている[23)]のだが，PTSDを合併するADHDケースでは，精神科入院歴，学校や社会不適応，気分障害，素行障害，不安障害が高率に認められたとされている[5)]。すなわち，トラウマによってADHD特性がより顕著になることもあるし，ADHDの影響でトラウマによる反応や症状がより複雑にもなりうると考えられているのである。

これらのことから，ADHDケースでは，トラウマとなる体験の有無を定期的に聴取し，トラウマやPTSDを見逃さないようにするべきであるという提案もなされている[27)]。

⑵ ASDとトラウマ

一般に，ASDの子どもはASDではない子どもに比べて，近隣の暴力，両親の離婚，トラウマ性の喪失，貧困，家族の精神疾患や物質乱用などの逆境的小児期体験（ACEs）のリスクが有意に高いことが判明している[4)]。この傾向は低所得家庭でより顕著であることも報告されている。また，ASDの成人は，ASDでない成人よりもACEsが累積する傾向があった。さらに，成人でも子どもでも，知的障害を伴うASDの場合は特にACEsにさらされるリスクが高いとされている[16)]。

このように，ASDでは，トラウマ歴やACEsのリスクが高いにもかかわらず，それが見落とされることが多く，トラウマに関連する症状が過小評価される傾向があることや，トラウマ歴やACEsとその影響が，ASDに関連する特性を覆い隠してしまうことが懸念されている[17)]。

さらに，ASDの成人は，定型発達者よりも，強度の低いトラウマ体験への感受性が高いのではないかという報告もある[21)]。ASDの成人に，DSM-５イベント（DSM-５のPTSD診断のA基準を満たすできごと：実際にまたは危うく死ぬ，深刻なケガを負う，性的暴力などのできごとを直接体験する，または目撃する，親しい人の体験の伝聞など）と，非DSM-5イベント（DSM-5のPTSD診断のA基準を満たさないが，極端に不快でストレスだったできごとなど）の有無を聴取したところ，62%がDSM-5イベントを，66%が非DSM-5イベントを，28%が両方のイベントを体験したと回答していた。非DSM-5イベントで多かったのは，いじめ，非外傷性の死別，精神疾患による不調，配偶者や養育者から捨てられる，社会的困難に伴うストレスなどであった。

もちろん一般人口においても，非DSM-5イベントがPTSD症状を引き起こすことがあるとされているのであるが，この調査では，DSM-5イベント群と非DSM-5イベント群の両群で，PTSDと診断される症状を有する可能性のある人は，それぞれ43%と45%と報告されており，これは一般人口よりもはるかに高値であるとしている[21)]。

ASD児者のトラウマへの脆弱性については，トラウマ体験前の要因（以前からトラウマとなるできごとを体験しやすく適応状態が良好でないことが多いこと），トラウマ体験時の要因（恐怖反応に圧倒されやすく，トラウマとなるできごとが視覚的感覚的にしかも細部に集中して記憶されやすいこと），トラウマ体験後の要因（トラウマとなるできごとを否定的・破局的にとらえ，それを反芻したり抑圧したり回避したりしやすいこと，定型発達者よりも社会的サポートを得られにくいことなど）が挙げられている[17)21)]。

つまり，もともと感覚過敏を有し，ルーチンの変化で混乱したり社会的状況を誤認したりしやすく，集団に溶け込みにくいASD児者は，日常生活における不安や不適応レベルが高いうえに，トラウマとなるできごとを体験することで，相乗的に心身の健康不全を引き起こしやすいと考えられている[28)]。また，ASD児者は，その知覚や情報処理の違いによって，日常のさまざまなできごとをトラウマとして認識し，より多くの混乱や無力感を経験する傾向があることも指摘されている[14)]。さらに，予期せぬできごとに柔軟に対応することが苦手なASD児者は，トラウマやACEsに対しても硬直的なとらえ方をしたり，その記憶を感情的に反芻したり，回復を促す柔軟な視点への転換が難しい場合が多い[14)]。

これらのことを踏まえて，ASD児者のPTSDアセスメントや治療に際しては，非DSM-5イベントも考慮に入れる必要がある[21)]とする意見がある一方で，

ASDの人たちに対して，定型発達者と同じ尺度で適切にPTSDの評価が可能かどうかという懸念も示されている[10)14)]。筆者も，ASD児者のPTSDアセスメントは簡単ではないという印象をもっている。定型発達児者用の評価尺度では，臨床的予想よりもはるかに高い結果が出たり，逆に自分自身の状態についてほとんど無関心（あるいは強い回避）であるために，アセスメントを実施することすら困難であったりすることがよくあるからである。

そして，現段階では，ASDとPTSDの双方を信頼性の高い尺度で評価した研究や，治療プログラムの効果を検証する比較研究は，まだまだ少ないのが実状である[20)]。

2．発達特性とPTSD症状の類似性

発達障害とトラウマの問題を考える際のもう一つの困難は，発達特性とPTSD症状が類似していることである。たとえば，PTSDの「覚醒と反応性の著しい変化」に含まれる，イライラ感や集中困難，無謀な自己破壊的行動などの症状は，ADHDの注意集中困難や衝動性の高さなどの特性と類似していることが従来から指摘されている[5)]。PTSDの8割の症状は内在化しているため，外から観察しているだけではわからないことが多いが，「覚醒と反応性の著しい変化」は行動上に表出される症状であるので，比較的気づかれやすい。ところが，症状と認知されても，たいていはADHDの特性として理解され，PTSDが併存している，あるいは，PTSD症状があたかもADHD特性のように見えている可能性については，ほとんど検討されないことが多い。

また，表5-1に示すように，ASDの特性とPTSD症状の類似性も指摘されている[24)]。たとえば，ASDでは，社会的な相互性や社会的コミュニケーションの障害のために，仲間への興味が欠如していたり感情の共有が困難であったりするように見えることがある。一方，PTSDの回避症状，興味や関心の喪失，周囲との疎隔感や孤立感，陽性の感情の喪失なども，同様の状態に見える場合がある。さらに，ASDでは特定のものへのこだわりのために，同じ遊びを繰り返すことがあるが，PTSDの子どもでは，再演（トラウマとなるできごとが今起きているかのように行動するという侵入症状）のために没入的に被害場面を象

表5-1　ASD特性とPTSD症状の類似性[24]

	ASD	PTSD
仲間への興味の欠如	社会的相互性の障害	回避症状や認知の否定的変化によるひきこもり
感情の共有困難	社会的コミュニケーションの障害	感情の否定的変化 興味や関心の喪失
繰り返す遊び	特定のものへのこだわり	記憶の侵入 ポスト・トラウマティック・プレイ
感情の爆発	日常生活でのこだわりや同一性保持の崩壊	認知の否定的変化による他罰感情 覚醒と反応性の亢進
解離症状	ファンタジーへの没入	フラッシュバック
低い自己評価や自尊感情	周囲の嘲笑や叱責，失敗体験の累積に起因	認知の否定的変化による自責感

徴するような遊び（ポスト・トラウマティック・プレイ）を繰り返すことがある。あるいは，ASD児者は，日常生活でのルーチンがうまく進まないと混乱しやすいが，この状態がPTSDの易怒性などの覚醒亢進症状と混同されることもある。また，ASD児者に認められるファンタジーへの没入[26]や低い自己評価は，PTSDで認められるフラッシュバックなどの解離症状や自責感と区別しがたいこともある。

これらの類似症状は，横断的に観察しているだけでは区別が難しいことが少なくない。筆者らは，トラウマ焦点化治療などで改善するものがPTSD由来であり，治療後も残存するのが本来の発達特性に由来するものであると考えるようにしている。しかし，支援や治療の進行中には，どちらの可能性もありとして，発達面とトラウマへの支援の両方を考慮しておき，どちらにより重点を置くかは，その時々の必要性に応じて判断していることが多い。

3．発達障害とトラウマ治療

発達障害とTICを考えるうえで，まず発達障害の人たち（主にASD児者）のトラウマ焦点化治療において，どのようなことが起こりうるのかを素描してみたい。先述の通り，発達障害とトラウマ治療についてはまだ先行研究が少なく，トラウマと発達障害双方の臨床領域の融合や協働も十分ではないために，国際的にコンセンサスが得られているとはいいがたいのが現状である。したがって，以後の記述は，あくまで筆者の乏しい臨床経験に基づく印象の紹介が中心となることをお断りしておく。

⑴ 発達特性に応じた配慮事項

国際的に効果が実証され，わが国におけるランダム化比較試験でも効果が実証されているPTSDの治療法には，子どもを対象としたトラウマフォーカスト認知行動療法（TF-CBT）[12][13]と，成人を対象とした持続エクスポージャー法（PE療法）[3]がある。筆者は，日常臨床でこれらの治療を提供しているが，DSM-5のPTSD診断基準に合致する病態で，TF-CBTやPE療法の適用基準を満たしているケースでは，ADHDやASD児者においても，定型発達児者と同様に，標準的なプログラムの提供が可能であり，定型発達児者に準じた効果が得られるという印象をもっている。

もちろん，それぞれの発達特性を考慮した微調整は必要である。ADHDケースでは，発達特性に応じた特別配慮事項は少ないが，落ち着きがなく注意集中が持続しないADHD児へのTF-CBTでいつもこころがけているのは，セッションの時間をその子どもの注意集中持続時間に合わせて比較的短時間にまとめる工夫や，子どもが気を散らさないように室内や机上に置いておくものを極力減らすことくらいである。

一方，ASD児者に対しては，より多くの配慮事項が必要となる[6]。より丁寧に動機づけを行うこと，より丁寧な説明と構造化をこころがけること，治療原理を説明する際に使用するアナロジーでは一人ひとりのASD児者の興味や関心の偏りに合わせた説明方法を工夫することなどが，基本的な配慮事項となる。しかし，たとえばTF-CBTなどは，もともと子ども一人ひとりに合わせた柔軟な方法でプログラムを提供することになっているため，これらの配慮事項をこの延長線上ととらえれば，特に違和感のないものである。Petersonらは，ASD児にTF-CBTを適用する際の配慮事項を提案している[19]が，コミュニケーション，社会性，興味の限局と反復的行動，ルーチンと厳格さとルール，感覚過敏，安全などへの配慮事項は，ほとんどすべてが発達障害臨床では当たり前に配慮されていることである。

(2) トラウマ体験と症状の発現様式

通常PTSDでは，トラウマ体験時の恐怖が条件づけられるため，本来危険ではないものを危険であるととらえてしまうことによって，症状が出現することが多い。たとえば，虐待された子どもがPTSDを発症すると，虐待加害者を想起するものを見るだけで，虐待体験のひどい記憶が想起され，つらい気持ちが惹起される。ほとんどのASD児でも同様の症状を示すことが多いのであるが，中には，虐待加害者に買ってもらったおもちゃがそのASD児の特別なお気に入りであった場合などは，そのおもちゃだけが別格扱い（そのおもちゃがトラウマ記憶を想起するリマインダーにならない）になっていることがある。

また，性的虐待ケースなどで，虐待者が加害行為をする一方で，それ以外の生活場面では，子どもと見た目には良好な関係を維持している場合がある。このような場合，定型発達児では，加害行為によって虐待者との信頼関係が打ち砕かれると，虐待者全体が恐怖や不快の象徴としてイメージされるようになることが多い。あるいは，虐待者に対して相容れない正反対の感情を抱いていることに葛藤する場合もある。しかし，ASD児の中には，虐待する養育者と，一緒に楽しく遊んだ養育者がきっちり区分けされてとらえられており，虐待行為による恐怖や不快を表明する一方で，まるで別人であるかのように加害養育者を懐かしみ会いたがるようなケースも散見される。

また，ASDとしての困難な生活でさまざまなストレスが累積している状態にトラウマ体験が加わることで，一気に全体のストレス量が飽和状態に達し，PTSD症状に加えて重篤な解離症状などを示す症例もある。たとえば，幼少期にASDと診断されて，家庭でも学校でも配慮を受けて育ち，青年期に達した少女が性暴力を受けたケースがあるとしよう。トラウマ治療の場では，もちろん性暴力の記憶に向き合い，その時の強い否定的感情を表出する作業に取り組むのであるが，この少女は，幼少期から周囲の善意によって集団参加を「強要される」ことのつらさを，トラウマ記憶と同等かそれ以上の苦痛体験として，切々と表出した。このケースのように，トラウマとなるできごとと日常生活のストレスが渾然一体となった状態で，トラウマ関連の症状を形作っていると思われる場合は，トラウマ焦点化治療を提供する際に，その「焦点」をやや広めにして（日常のストレスにも射程を拡大して）対応する必要があると思われる。

このように，ASD ケースの中には，定型発達児者とは異なるトラウマの体験様式や症状の発現様式を示す場合があることに留意する必要がある。

(3) トラウマの回復様式

情報処理理論の枠組みでは，トラウマとなるできごとの記憶を回避し続けることで，トラウマ記憶が適切に整理できないために，PTSD 症状が慢性化すると考えられている[8)]。したがって，トラウマ焦点化治療では，トラウマ記憶に向き合うことを強力に促していく。

一方，これまで筆者は，何人かの ASD 児から，「このいやな記憶はどうやったら消せるの？」のように聞かれたことがある。その子は，いつも頭の中でいやな記憶をリセットして生活しているらしいのだが，今回のトラウマ記憶はいつものようにリセットできないのだという。「記憶を消す方法はないけど，きちんと整理する方法はある」と伝えると，その ASD 児たちはがっかりして，「消せないのだったら意味はない」と答え，治療法の説明にまったく関心を示さないのだった。あるいは，たとえば「○年生になったら，いやな記憶を脳みそから消す」と宣言し，実際に新学年になると，それまで認められていた不眠や悪夢，不穏興奮などのトラウマ関連症状が認められなくなり，表面的には穏やかな状態で過ごすというようなケースもある。これらのケースなどは，解離のメカニズムを使用しているに違いないと思われるのだが，ASD 児者の「リセットして無かったことにする」という情報処理パターンが，もしかしたらトラウマ記憶の処理にも有効なのではないか，と一瞬期待したものだった。このようなケースを長期的に経過観察したことはないため，筆者の中に今もこの疑問と期待が残存している。

一般に，トラウマ焦点化治療が終了し PTSD 症状が軽減すると，クライエントは晴れやかな表情になり，自分自身でも症状の改善を実感できるようになる。ほとんどの ASD 児者も同様なのであるが，中には，PTSD 症状の消退とともに，もともと存在していた ASD 特性とそれによる困難がより明確に顕在化するケースもある。未診断のケースでは，自らの特性への気づきと受容，周囲と折り合う技術の獲得，ソーシャルスキルの習得などが課題となる。また，すでに診断されているケースでも，先述のストレス飽和状態でトラウマを体験した少女の事例のように，ASD としてのさまざまなストレスがすでに限界近くまで累積している場合は，PTSD が改善した余韻に浸る間もなく，目の前にあるそれらの困難に対応していかなくてはならない。

これらのケースでは，日常生活の困難にぶつかると，一時的に悪夢が再燃したり，トラウマ記憶が繰り返し反芻されたりするなど，PTSD 関連症状が再燃しているように見えることがある。しかし，この場合に必要なのは，さらなるトラウマ治療ではなく，発達障害臨床で通常実施されている，地に足のついた発達支援であると思われる。そして，この発達面の支援が軌道に乗り，ASD 児者として何とか生きていく目途がついた段階で，この PTSD 関連症状も消退していくことが多い，というのが筆者の実感である。

このように，ASD 児者のトラウマからの回復様式にも発達特性が反映されていると考えられるケースがある。今後はこの領域のさらなる研究の発展が望まれる。

4．発達障害への TIC

⑴ さまざまな主観的トラウマ

筆者の勤務する精神科診療所には，先述した非 DSM-5 イベントを体験し，トラウマ関連の症状が出現したとする発達障害ケース[21]（ほとんどが ASD ケース）も頻繁に紹介されてくる。特に TF-CBT は，厳密に PTSD と診断されなくても適用できるとしているため，治療を求めて受診するケースもある。たとえば，周囲からの嘲笑やからかい，さりげない，時にはあからさまな集団からの排除，日常生活でよくみられる養育者や教師からの強めの叱責，感覚過敏による不快場面への参加の要請など，発達特性への配慮が十分ではないために起こりうるできごとが契機となり，トラウマ関連症状（その場面の記憶が繰り返し想起される，悪夢，過剰な警戒や驚愕など）が出現しているケースである。

もともとトラウマ焦点化治療は，過去に起きたできごと，あるいは，過去に繰り返されたできごとに焦点を当てて，その記憶を整理していくものである。しかし，これらの非DSM-5イベントは，現在も継続中のできごとが多く，その意味で焦点化しにくい。また，これらの非DSM-5イベントは，筆者が以前身を置いていた発達障害臨床ではおなじみのものであり，ほとんどのケースがこれらの問題を抱えていたと言っても過言ではない。こういった事情から，当初は，これらのケースに対して，治療の対象外と伝え，発達面の支援を引き続き受けるよう推奨することで終了することが多かった。

しかしある時，ASD児者からすると，基準に合致するかどうかにかかわらず，主観的にはつらいことには違いなく，これを対象外と切り捨てるだけでよいのかと思い至るようになった。

⑵ TICの試み

そこで，最近は回数限定で，これらのASD児者にTICを提供している。その中で提供している要素は，トラウマに関する一般的な心理教育（第4章参照）と，できごとの記憶に起因するさまざまなつらさや苦痛を和らげるためのスキルの構築（リラクセーション，感情表出と調整，認知コーピング）である。そして，トラウマの三角形（第1章，図1-3，23頁）を切り口に，どのような状況でどのような反応が引き起こされやすいのか，どのような刺激がひきがねとなりやすいのか，などを話し合っていくのである。すると，当初は主観的なトラウマについて語っていたASD児者が，そのうち本来の発達特性に起因する問題について語り始めることが多い。そしていつの間にか，トラウマの三角形が「発達の三角形（図5-1）」に置き換わっていくのである。

このように，TICを提供するだけで，当初認められていたトラウマ関連症状が軽減する場合もある。何よりも，ASD児者からすると，一方的につらいできごとについての話を聞かれるという枠組みよりも，新奇なことを学ぶという枠組みのほうがわかりやすく，積極的に取り組みやすい。また，支援者側も，何を提供すればよいのかが明確で構造化しやすい。考えてみれば，TICで提供しているほとんどの要素は，発達障害への認知行動療法などで取り組まれている要素と重複している。つまりTICは，ASD児者への発達支援をより強化するものであるとも考えられる。

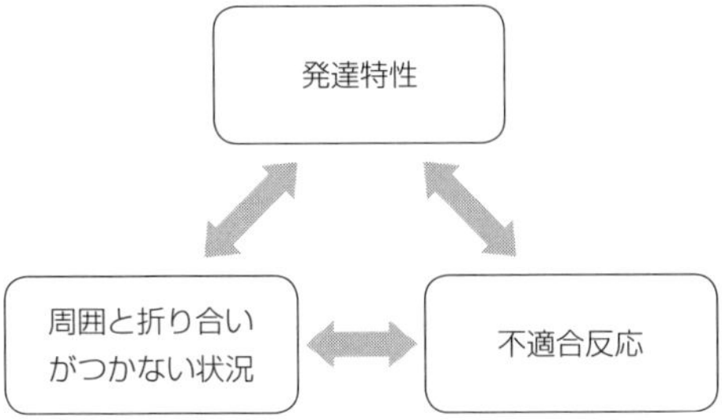

図 5-1　発達の三角形

筆者自身は，これらの試みを実施していると，既定の回数で終了しがたく支援を続けたい気持ちになる。しかし，そうすると診療所はあっという間に発達障害ケースに埋め尽くされて，本務のトラウマ治療をする時間がなくなってしまうので，ここまであたりが筆者の今の限界である。だが，本来の TIC は回数限定で提供されるものではなく，繰り返し継続される必要がある。それならば，発達障害支援の現場で，本人の特性をよく理解した支援者が，本人に最もよく伝わる方法で TIC を提供するのが最良ではないだろうか。

おわりに

トラウマや ACEs のリスクの高い発達障害ケースの支援においては，トラウマを念頭に置いた支援，すなわち，TIC が不可欠である。しかし，本章で述べたように，特に ASD 児者にとっては，トラウマと発達特性に起因するストレスとが明確に切り離せない場合もある。また，ASD 特性に個人差が大きいように，ASD 児者へのトラウマの影響も千差万別である。しかし考えてみれば，従来から発達障害支援の場では，一人ひとりの個別性を尊重した包括的な支援が大切にされてきた。それだけに，発達障害支援現場に「トラウマインフォームドな発達支援」を加味することこそが，発達障害の人たちのニーズや期待に沿うことになるのではないかと思う。

〔文 献〕

1）Adler LA, Kunz M, Chua HC et al：Attention-deficit/hyperactivity disorder in adult patients with posttraumatic stress disorder（PTSD): Is ADHD a vulnerability factor? *J*

Atten Disord 8：11-16, 2004

2）American Psychiatric Association：*Diagnostic and Statitical Manual of Mental Disorders. Fifth edition.* American Psychiatric Publishing, 2013（日本精神神経学会日本語版用語監修，髙橋三郎，大野裕監訳：DSM-5 精神疾患の診断・統計マニュアル．医学書院，2014）

3）Asukai N, Saito A, Tsuruta N et al：Efficacy of exposure therapy for Japanese patients with posttraumatic stress disorder due to mixed traumatic events: A randomized controlled study. *J Trauma Stress* 23：744-750, 2010

4）Berg KL, Shiu CS, Acharya K et al：Disparities in adversity among children with autism spectrum disorder: a population-based study. *Dev Med Child Neurol* 58：1124-1131, 2016

5）Biederman J, Petty CR, Spencer TJ et al：Examining the nature of the comorbidity between pediatric attention deficit/hyperactivity disorder and post-traumatic stress disorder. *Acta Psychiatr Scand* 128：78-87, 2013

6）Cohen JA, Mannarino AP, Deblinger E：*Trauma-Focused CBT for Children and Adolescents: Treatment Applications.* Guilford Press, 2012（亀岡智美，紀平省吾，白川美也子監訳：子どものためのトラウマフォーカスト認知行動療法．岩崎学術出版社，2015）

7）Famularo R, Fenton T, Kinscherff R et al：Psychiatric comorbidity in childhood post traumatic stress disorder. *Child Abuse Negl* 20：953-961, 1996

8）Foa E, Hembree E, Rothbaum B：*Prolonged exposure therapy for PTSD.* Oxford University Press, 2007（金吉晴，小西聖子監訳：PTSD の持続エクスポージャー療法．星和書店，2009）

9）Gurvits TV, Gilbertson MW, Lasko NB et al：Neurologic soft signs in chronic posttraumatic stress disorder. *Arch Gen Psychiatry* 57：181-186, 2000

10）Hoover DW, Kaufman J：Adverse childhood experiences in children with autism spectrum disorder. *Curr Opin Psychiatry* 31：128-132, 2018

11）細川徹：我が国における障害児虐待の実態とその特徴．厚生科学研究（子ども家庭総合研究事業）平成 13 年度報告書，2002，pp382-390

12）Kameoka S, Tanaka E, Yamamoto S et al：Effectiveness of trauma-focused cognitive behavioral therapy for Japanese children and adolescents in community settings: a multisite randomized controlled trial. *Eur J Psychotraumatol* 11：1767987, 2020

13）亀岡智美，飛鳥井望編：子どものトラウマと PTSD の治療―エビデンスとさまざまな現場における実践．誠信書房，2021

14）Kerns CM, Newschaffer CJ, Berkowitz SJ：Traumatic Childhood Events and Autism Spectrum Disorder. *J Autism Dev Disord* 45：3475-3486, 2015

15）Kessler RC, Adler L, Barkley R et al: The prevalence and correlates of adult ADHD in the United States: results from the National Comorbidity Survey Replication. *Am J Psychiatry* 163：716-723, 2006

16）Kildahl AN, Bakken TL, Iversen TE et al：Identification of Post-Traumatic Stress Disorder in Individuals with Autism Spectrum Disorder and Intellectual Disability: A

Systematic Review. *J Ment Health Res Intellect Disabil* 12：1-25, 2019

17) Lobregt-van Buuren E, Hoekert M, Sizoo B：Autism, Adverse Events, and Trauma. In: Grabrucker AM（ed）：*Autism Spectrum Disorders*. Exon Publications, 2021, pp33-42

18) Montes G, Halterman JS：Bullying among children with autism and the influence of comorbidity with ADHD: a population-based study. *Ambul Pediatr* 7：253-257, 2007

19) Peterson JL, Earl R, Fox EA et al：Trauma and Autism Spectrum Disorder: Review, Proposed Treatment Adaptations and Future Directions. *J Child Adolesc Trauma* 12：529-547, 2019

20) Rumball F：A Systematic Review of the Assessment and Treatment of Posttraumatic Stress Disorder in Individuals with Autism Spectrum Disorders. *Rev J Autism Dev Disord* 6：294-324, 2019

21) Rumball F, Happé F, Grey N：Experience of Trauma and PTSD Symptoms in Autistic Adults: Risk of PTSD Development Following DSM-5 and Non-DSM-5 Traumatic Life Events. *Autism Res* 13：2122-2132, 2020

22) Schilpzand EJ, Sciberras E, Alisic E et al：Trauma exposure in children with and without ADHD: prevalence and functional impairment in a community-based study of 6-8-year-old Australian children. *Eur Child Adolesc Psychiatry* 27：811-819, 2018

23) Spencer AE, Faraone SV, Bogucki OE et al：Examining the association between posttraumatic stress disorder and attention-deficit/hyperactivity disorder: a systematic review and meta-analysis. *J Clin Psychiatry* 77：72-83, 2016

24) Stavropoulos KK, Bolourian Y, Blacher J：Differential Diagnosis of Autism Spectrum Disorder and Post Traumatic Stress Disorder: Two Clinical Cases. *J Clin Med* 7：71, 2018

25) Sullivan PM, Knutson JF：Maltreatment and disabilities: a population-based epidemiological study. *Child Abuse Negl* 24：1257-1273, 2000

26) 辻井正次：自閉症児者の「こころ」を自閉症児者自身が探し求める場—高機能広汎性発達障害（高機能自閉症・アスペルガー症候群）への心理療法的接近から. イマーゴ 7：109-121, 1996

27) Weinstein D, Staffelbach D, Biaggio M：Attention-deficit hyperactivity disorder and posttraumatic stress disorder: differential diagnosis in childhood sexual abuse. *Clin Psychol Rev* 20：359-378, 2000

28) Wood J, Gadow K：Exploring the Nature and Function of Anxiety in Youth with Autism Spectrum Disorders. *Clinical Psychology: Science and Practice* 17：281-292, 2010

Ⅱ

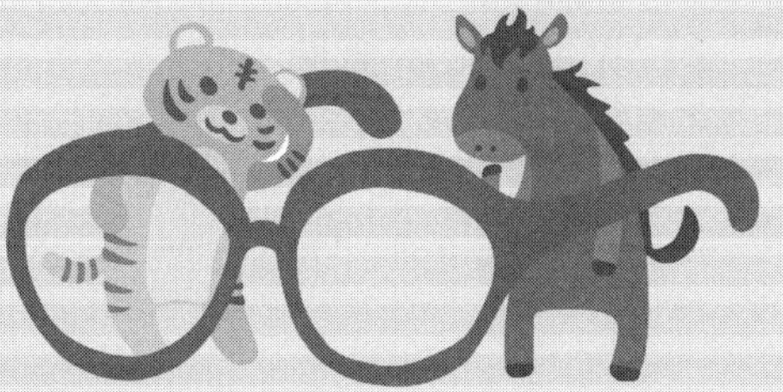

子どもの医療・福祉・教育領域でのトラウマインフォームドケア

第6章

全国児童相談所調査

トラウマインフォームドケアの実態と課題

野坂祐子

はじめに

児童相談所（以下，児相）の虐待相談対応件数は増加の一途を辿っており，令和２（2020）年度には20万5044人（前年度比＋5.8%）と過去最多を更新した[16]。児童虐待（以下，虐待）や子どもの安全に対する社会的関心の高まりも件数の増加に反映していると考えられるが，虐待対応において児相に求められる役割や果たすべき責任はますます大きくなっている。

虐待は，子どもの心身の発達に中長期的な悪影響を及ぼすものであり[8][9]，近年の系統的レビューによるメタ解析では，虐待などの対人間トラウマを体験した子どもの心的外傷後ストレス障害（PTSD）[2]の発症率は，女子32.9%，男子16.8%と報告されている[1]。被虐待児のおよそ３～６人に１人はPTSDを発症する可能性があるということだ。米国疾病予防管理センター（CDC）は，虐待を子どもの健康面はもとより社会活動やウェルビーイングに深刻な影響をもたらす公衆衛生の問題と位置づけており[6]，虐待のリスクに関する理解と虐待ケースの早期発見・早期介入は社会的課題ととらえられる。

公衆衛生アプローチとしてトラウマを念頭に置いた支援を行うのがトラウマインフォームドケア（TIC）である[4][20]。トラウマやPTSDを適切にアセスメントし，トラウマを十分理解したうえで処遇方針を決定してケアの提供を行うこと，さらに関係者および関連機関との連携を図るという児相職員の重要な業務の中に，トラウマの知識をもつ（Realize），トラウマに気づく（Recognize），トラウマに対応する（Respond），再トラウマを予防する（Resist re-traumatization）という TIC の４つの要素[20]（第１章，図1-2，22頁）を取り入れていく必要がある。

近年，TIC の概念がわが国にも紹介され，精神科救急や精神科看護の領域をはじめ[15]，児童福祉領域での取り組みも広がりつつある[11][13][17]。TIC を導入した児相の報告[3]では，児童心理司を対象とした継続的な研修の実施により，子どものトラウマ反応に気づきやすくなり，トラウマ症状の有無を確認したり，子どもに心理教育をするようになるという意識や行動の有意な変化がみられた。子どもにとって安全で持続可能な支援システム構築のためには，児童心理司の段階的な育成と継続的研修が必要であることが示唆された。

こうした TIC 導入の取り組みや成果が報告されつつある中で，全国的な状況はどうだろうか。本章では，児相における TIC 実践の現状と課題を示すために，2020 年に実施した全国調査の結果[18]を紹介する。

１．調査の目的と方法

児相において主に心理的支援に携わる児童心理司の被虐待児への対応を把握するために，児相を対象とした全国調査を実施した［注１］。

質問紙の作成にあたっては，児童福祉領域での実務経験がおおむね 10 年以上あり，児相の業務を熟知し，すでに TIC に取り組んでいる児童心理司や医師と協議を重ね，地域や児相の規模・体制等にかかわらず求められる児童心理司の業務と TIC 実践において重要なものを抽出して項目化した。質問紙の構成（表6-1）は，回答機関の規模と対応件数，被虐待児への対応（アセスメント，心理検査，課題），児童心理司のトラウマに関する状況（虐待ケースへの理解，実際の対応，虐待以外のケースへの対応），トラウマケアのプログラムや心理療法の実施状況，組織全体での取り組み（研修，職員のメンタルヘルスへの対応，

［注１］本調査では，調査対象機関は匿名とし，虐待ケースに関する個人情報は扱わない。大阪大学大学院人間科学研究科教育学系の倫理委員会の承認を受けて実施した。また，得られた回答は SPSS（ver.25）で統計処理した。

表 6-1　質問紙の構成

Ⅰ	回答機関の規模と対応件数
	1）児童心理司と児童福祉司の正規職員数（実数）
	2）2019 年度の虐待相談対応件数（実数）
Ⅱ	被虐待児への対応（虐待疑いを含む）
	1　児童心理司の対応
	1）虐待ケースへのアセスメントの実施状況（4件法）
	2）虐待ケースのアセスメントで使用する心理検査（4件法）
	3）アセスメントについて取り組んでいることや改善したい課題（自由記述）
Ⅲ	児童心理司の状況
	1　児童心理司の状況
	1）虐待ケースの理解（4件法）
	2）虐待ケースへの実際の対応（4件法）
	3）虐待以外のケースへの対応（4件法）
	2　被虐待児へのケアとして，子どもや養育者に行っているプログラムや心理療法（実施の有無と，実施形態：児相の職員，委託事業，外部機関との連携）
Ⅳ	児相の組織全体での取り組み
	1）2019 年度に実施した研修（有無と回数，対象者）
	2）職員のメンタルヘルスへの対応（有無と内容，自由記述）
	3）TIC の導入に対する課題や困難（自由記述）

TIC 導入に対する課題や困難）であった。

調査は郵送法で実施され，「児童心理司による対応や処遇について把握されている方」が「全般的な対応状況」について回答するよう依頼した。調査期間は，2020 年 7 月から同年 11 月であり，無記名での回答を得た。

2．調査結果の概要

⑴ 回答機関の規模と対応件数

219 ヵ所の児相のうち 149 ヵ所から回答が得られた（回収率 68.0%，有効回答率 100.0%）。

2019 年度時点での各児相の正規職員数は，児童心理司が平均 7.2 名（最少 1 名，最大 26 名，標準偏差 4.5），児童福祉司が平均 20.2 名（最少 3 名，最大 94 名，標準偏差 14.4）で，それぞれの人数は児相によって大きく異なった。

また，同年度の虐待相談対応総件数は平均 956.9 件（最少 0 件，最大 1 万 5753

件，標準偏差 1495.2）であり，これも児相によって顕著な差がみられた。回答には児相の分室も含まれ，開設準備等で実質的な業務運営が限定されていた児相もあることが反映している。

⑵ 児童心理司の虐待ケースへの対応

児童心理司は虐待の疑いを含むケース（以下，虐待ケース）に対して，どのような対応をしているのだろうか（図 6-1）。「ほとんどのケースで実施（100 ～ 80%）」あるいは「だいたいのケースで実施（79 ～ 50%）」と回答されたものは，「一時保護中の子どもへの心理面接」と「アセスメントのための心理検査・行動観察」（ともに 99.3%），次いで「施設職員や里親へのコンサルテーション」（71.1%），「子どもへの継続的な心理的支援」（69.8%），「子どもへの被害確認面接」（62.9%）であった。虐待ケースに対して児童心理司は，一時保護中の心理面接とアセスメント，被害確認面接など，子どもの評価や心理的支援を中心に担っており，施設職員や里親など子どもの生活に関わる関係者との連携も図っていた。

一方，「学校関係者との連携」（49.0%），「医療機関との連携」（41.6%），「一

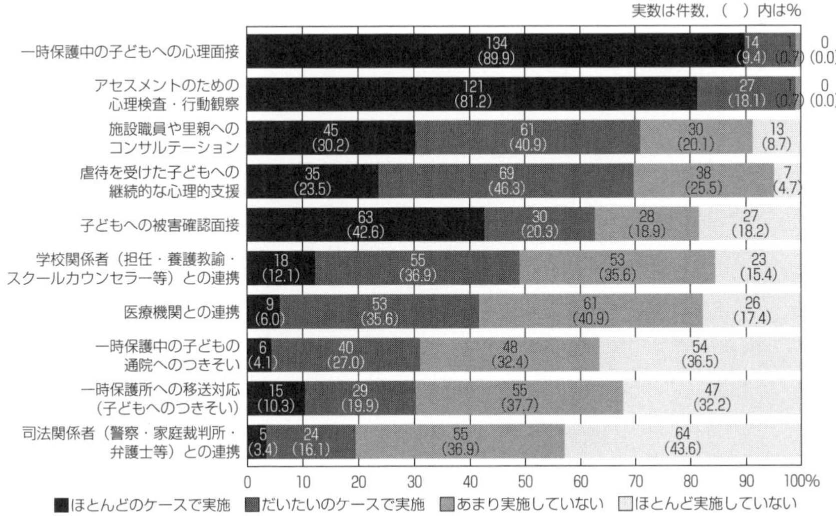

図 6-1　児童心理司の被虐待児への全般的対応（N=149）

時保護中の子どもの通院へのつきそい」(31.1%),「一時保護所への移送対応」(30.1%),「司法関係者との連携」(19.5%) の実施率は低く,「あまり実施していない (49～20%)」もしくは「ほとんど実施していない (19～0%)」傾向がみられた。外部機関との連携やつきそい・移送対応は,児童心理司が主ではなく児童福祉司等が実施するなど役割分担をしていると思われる。

⑶ 虐待ケースのアセスメント

上記⑵で示したように児童心理司の虐待ケースへの主たる対応の一つはアセスメントであるが,どのような方法が用いられているのか (図6-2)。アセスメントについて,「ほとんど」あるいは「だいたい」のケースで実施されていたのは,「本人への聞き取り」(98.6%),「標準化された心理検査」(97.3%),「子どもの行動観察」(92.6%) であった。また,「学校との情報共有」「他機関 (施設等) との情報共有」「養育者からの聞き取り」は,いずれも63.8%が実施していた。

「子どもに関する記録や資料」は,子どもとの面接や観察など他の方法と併用されており,子どもに会わずに対応することは「ほとんど」「あまりない」と回答された (92.6%)。自由記述から,子ども以外からの情報収集は児童福祉司が社会調査として担い,その結果を児童心理司と共有するという対応をとっている児相が複数みられた。

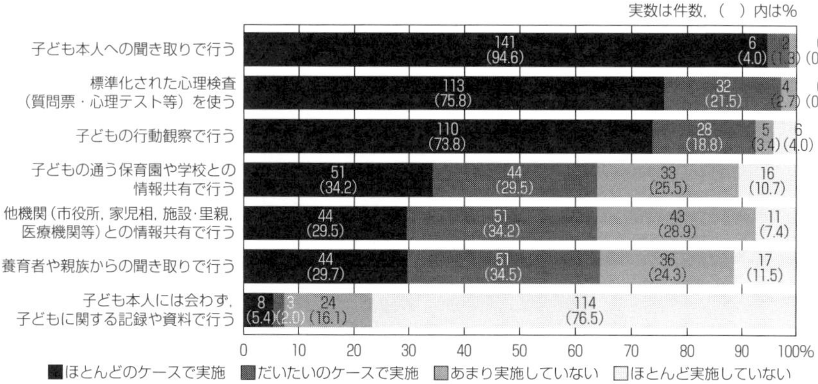

図6-2 児童心理司の虐待ケースのアセスメント児への全般的対応 (N=149)

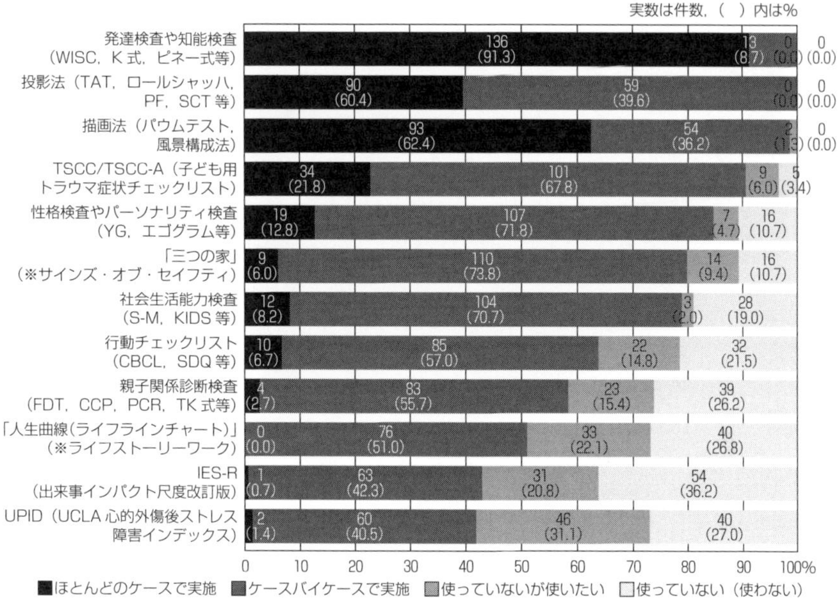

図6-3　虐待ケースのアセスメントで使用する心理検査（N=149）

さらに，アセスメントで使用する心理検査について（図6-3），「ほとんど」あるいは「ケースバイケース」で実施されているものとしては，「発達検査や知能検査」と「投影法」がすべての児相（100.0%）で選択され，「描画法」（98.6%），「性格検査やパーソナリティ検査」（84.6%），「三つの家［注2］」（79.8%），「社会生活能力検査」（78.9%），「人生曲線［注2］」（51.0%）も過半数にのぼった。他に，不安やストレス，心の理論に関する心理検査をテストバッテリーにしているという自由記述もあった。

一方，子どものトラウマ症状を評価する「TSCC（Trauma Symptom Checklist for Children）／TSCC-A」（90.6%）と子どもの行動評価尺度のCBCL（Child Behavior Checklist）等の「行動チェックリスト」（63.7%）は，「ほとんど」または「ケースバイケース」で使用している児相が過半数だったが，子ど

［注2］「三つの家」と「人生曲線」は，心理検査ではなく，プログラムにより呼称も異なるが，児相において対象児の理解を目的として一般的に使用されている状況を鑑み，本設問に入れた。

ものPTSDに特化したアセスメントツールであり国際的に最も汎用されている「UCLA心的外傷後ストレス障害インデックス（UPID）」は41.9%であり，使用していない児相のほうが多かった。

自由記述では，トラウマ症状のアセスメントなど，さまざまな心理検査を行う児童心理司のスキルアップの必要性が多く挙げられていたが，研修体制の不備や児童心理司の時間的制約，検査用具をそろえるための予算不足などが支障となっていた。一時保護委託となった際のアセスメントで時間や内容の調整がしづらいことや，幼児へのアセスメントツールがないことも課題とされていた。研修だけでなく，精神科医等を交えたアセスメント結果の検証が必要という意見もあった。

(4) 児童心理司のトラウマに関する理解度

児童心理司の虐待ケースのトラウマに関する理解度について（図6-4），「ほとんど」あるいは「だいたい」知っているのは，「一般的なトラウマ反応」

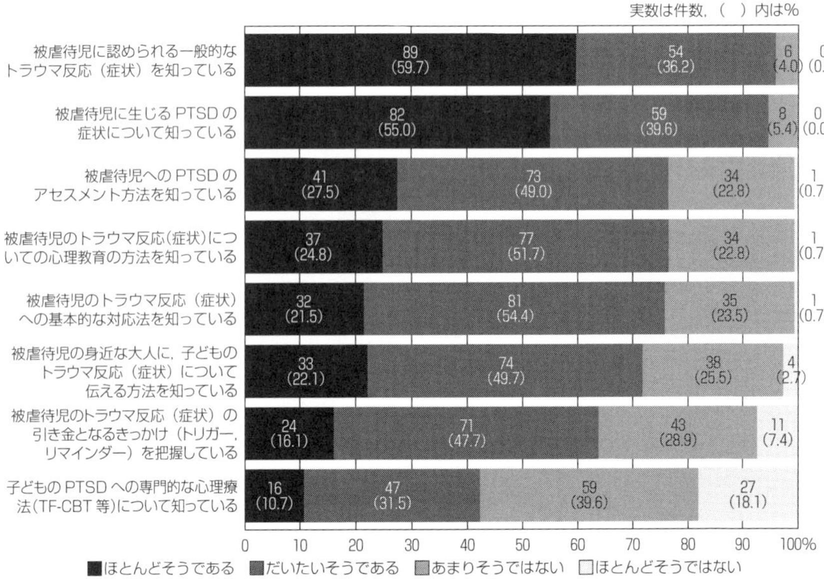

図6-4　児童心理司のトラウマに関する理解度（N=149）

(95.9%) と「PTSD 症状」(94.6%) であった。「PTSD のアセスメント方法」と「心理教育」(ともに 76.5%),「基本的な対応」(75.9%),「身近な大人にトラウマ反応について伝える方法」(71.8%),「リマインダーの把握」(63.8%) も過半数が知っていたが,「ほとんどそうである」よりも「だいたいそうである」の回答が多かった。

一方, 子どものトラウマフォーカスト認知行動療法 (TF-CBT)[7]などの「専門的な心理療法」を知っている児相は 42.2%だった。一般的なトラウマ症状ほど周知されてはいないが, トラウマに特化した心理療法の知識を有する児童心理司が増えつつある様子が伺えた。

(5) 児童心理司のトラウマケアの方法

虐待ケースへのトラウマケアの方法について (図 6-5),「ほとんど」あるいは「だいたい」実施されているのは,「子どもが感情に気づき, うまく表現したり制御」するという情動調整が 79.2%と最も多く, 次いで「心理教育」(73.1%),「リラクゼーション法」(63.7%) も過半数で行われていたが, いずれも「ほとんど」よりも「だいたいそうである」との回答のほうが多かった。

一方,「リマインダーを子どもと共有している」は 36.9%にとどまり, 実施していない児相のほうが多かった。

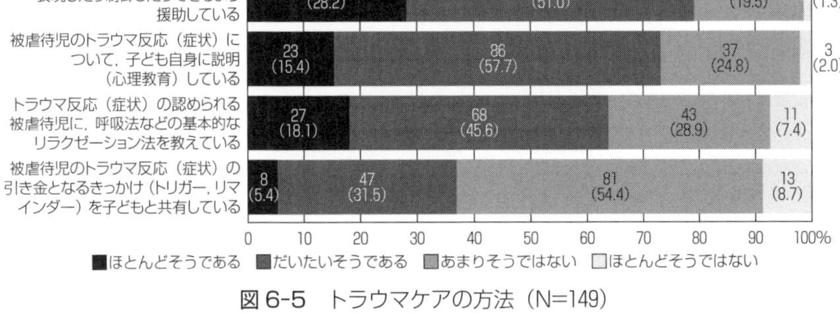

図 6-5 トラウマケアの方法 (N=149)

⑹ 主たる養育者へのトラウマケア

主たる養育者（保護者，里親，施設職員等）へのトラウマケアについて（図6-6），「ほとんど」あるいは「だいたい」実施されていたのは，「子どものトラウマ反応について心理教育」（67.8％）であり約７割を占めた一方，養育者自身のトラウマへの配慮や養育者の感情コントロールへのサポートを実施している児相は少なく，実施していない児相のほうが多かった。中でも「養育者自身の感情の共有とその制御の援助」を実施している児相（26.8％）は３割未満にとどまった。

⑺ 虐待ケースへの治療方法

虐待ケースへの治療方法とその実施者について，多く行われていた治療は「プレイセラピー」（82.4％）と「箱庭療法」（73.7％）であり，いずれも実施者の大半が「児相職員」だった（98.3％，98.2％）。一方，子どものPTSDへの第一選択治療として挙げられているTF-CBTを実施している児相は全体の35.2％であり，実施者は「児相職員」が76.5％，「外部の専門家」が23.5％であった。

その他，保護者への「MY TREEペアレンツ・プログラム」（17.8％），「EMDR」（13.5％），「親子相互交流療法（PCIT）」（11.5％），「家族のための代替

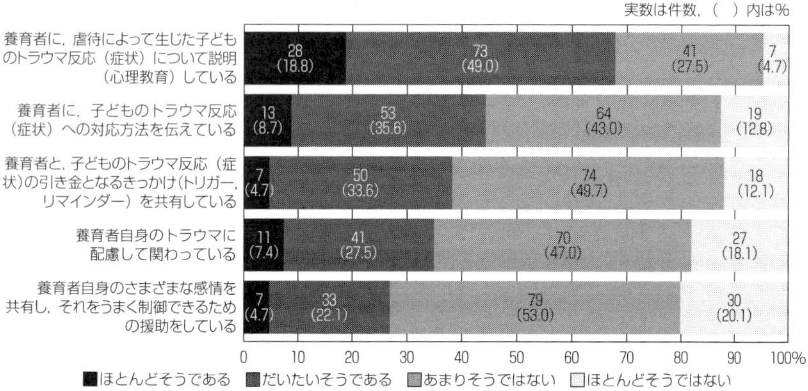

図6-6　主たる養育者へのトラウマケア（N=149）

案：認知行動療法（Alternatives for Families: A Cognitive-Behavioral Therapy：AF-CBT)」(6.8%）も実施されていた。このうち，「MY TREE」は「委託事業」として，「EMDR」は「外部の専門機関」で実施される傾向があり，養育者に対する治療は児相だけで対応せずに，社会資源を活用しながら外部機関と連携して取り組んでいる現状が示された。

(8) 児童心理司のトラウマに関する理解度とトラウマケアとの関連

では，児童心理司のトラウマへの理解度とトラウマケアの実践は，どのような関係があるのだろうか。上記(4)の「トラウマに関する理解度」(図6-4の８項目）と，(5)の被虐待児への「トラウマケアの方法」(図6-5の４項目)，および(6)の「養育者へのトラウマケア」(図6-6の５項目）の関連をみるために，「トラウマに関する理解度」の高さで児相の回答を分類したところ，理解度が高い群は低い群と比べて被虐待児および養育者への「トラウマケア」を有意に多く実施していた。また，被虐待児への「トラウマケアの方法」を知っている群は低い群と比べて「養育者へのトラウマケア」を有意に多く実施していた(Pearsonの積率相関係数，表6-2)。

これは，トラウマの理解がある児相の児童心理司ほどトラウマケアを実践しており，子どもへのトラウマケアの知識があれば，養育者に対してもケアを行いやすくなることを表している。つまり，トラウマに関する理解や知識がTICの実践の基盤となることが示唆された。

表6-2　トラウマに関する理解度とトラウマケアとの関連（N=149）

	M	*SD*	トラウマに関する理解度	トラウマケアの方法
トラウマに関する理解度	24	4.63		
トラウマケアの方法	11	2.39	.699***	
養育者へのトラウマケア	11.9	3.27	.624***	.654***

*p<.05, **p<.01, ***p<.001

3．児童相談所における組織的な取り組み

⑴ トラウマ研修の実施状況

2019年度に「子どものトラウマについての研修会」を実施したのは59児相（39.6％）であり，全体の4割であった。開催の回数は「1回」（67.8％）が7割を占め，「2回」（22.0％）と「3回以上」（10.2％）など複数回の継続的な研修は限られていた。

研修の対象者は「児童心理司」（64.4％）が最も多く，「所内全体」（37.3％）と児相以外の「施設職員」（30.5％）が続き，わずかだが「学校」（5.1％）や「要保護児童対策地域協議会」（3.4％）といった地域への啓発も行われていた（複数回答）。

また，外部の研修を職員が公費で受講する予算を確保していたのは89児相（60.5％）であり，半数以上が研修受講費を予算化していた。

では，トラウマに関する研修実施の有無によって，児相の体制やアセスメント方法に違いがみられるのだろうか。Mann-WhitneyのU検定を行った結果（表6-3），研修実施群のほうが有意に職員数や虐待相談対応件数，標準化された心理検査とUPIDによるアセスメント尺度の使用が多かった。規模の大きい児相のほうが研修を積極的に実施している傾向があり，研修を行っている児

表6-3　子どものトラウマに関する研修の実施と職員数，虐待相談対応件数，アセスメントツールの関連（N=149）

		研修実施群		研修未実施群			
		n=59		n=90			
		M	*SD*	*M*	*SD*	p値	
職員数	児童心理司	9.00	4.96	6.02	3.79	0.000	***
	児童福祉司	27.07	16.55	15.80	10.74	0.000	***
虐待対応相談件数		1489.89	2184.02	621.51	618.34	0.000	***
アセスメントツール	標準化された心理検査	3.88	0.33	3.63	0.57	0.004	**
	UPID	2.47	0.75	1.96	0.84	0.000	***

***p<.001, **p<.01

相は虐待対応相談件数も多い。そうした児相の児童心理司は，UPID 等をより使用しやすいという関連が示された。

⑵ 職員のメンタルヘルス研修の実施状況

同年度に「職員のメンタルヘルス向上のための研修会」を実施したのは 28 児相（19.0%）で全体の 2 割にとどまった。開催の回数も「1 回」（96.3%）がほとんどだった。研修の対象者は「所内全体」（82.1%）が最も多かった。

職員のメンタルヘルスに対しては，過半数が「業務のなかでトラウマを受けることがあるという前提でケースマネジメントをしている」（53.4%）と「支援で生じる傷つきやストレスについて対応している」（50.7%）という対応をしていた。「組織が疲弊し，さまざまな問題が起こりやすくなることへの手立てを講じている」という児相は 29.3% であり，全体の 3 割にとどまった。

4．調査結果からみる児童相談所の現状と課題

増え続ける虐待相談への対応とトラウマが被虐待児にもたらす深刻な影響から，児相は適切な介入と専門的な支援を行う体制づくりが火急の課題となっている。児相の業務過多と職員の人材育成に関する課題はすでに多く指摘されており，被虐待児の安全確認と保護者対応，専門的なアセスメントに基づく効果的なケアを行うには，予算の確保から援助技法の習得，職員の二次受傷への対応など，さまざまな面での問題把握と改善が求められる。特に，虐待ケースへの有効な介入を考えるには，TIC に基づく体制づくりに向けた具体的方策を検討する必要がある。

本調査は，全国の児相の約 7 割から回答が得られ，多忙な現場において少なからぬ関心が向けられるトピックスであったと考えられる。得られた回答は，あくまで児童心理司の業務を把握する代表者によるものであり，方法論的にも探索的な調査ではあるものの，児相の虐待ケースへの対応にまつわる現状の一端が示されたといえよう。

児相といっても職員数や業務内容は各所の違いが非常に大きく，一定の対応やトラウマケアの方法を示すことは難しい。実務経験が浅い職員の割合も増大

しており，児童心理司といっても個人によって担える業務や支援のレベルは異なる。そのため，本調査への回答もさまざまであったが，児童心理司が多忙な業務の中でも，標準化された心理検査を使用し，本人からの聞き取りや行動観察，さらに第三者情報等も参照するという基本原則に従ってアセスメントする姿勢を堅持していることが明らかになった。

しかし，被虐待児に対するアセスメントとして使用される心理検査は，従来通りの「発達検査・知能検査」「投影法」等が大半であり，これらは子どもの能力や特性，心理傾向を理解する手がかりとしては有用だが，トラウマの影響を把握するには十分とは言えない。子どものトラウマ反応に関する尺度のTSCCは過半数の児相で使用されていたが，UPID等のトラウマに特化した評価尺度の使用はまだ一般的ではなかったことから，PTSDやトラウマ症状のある子どもが適切に評価されない可能性が懸念される。

精神的不調や行動化におけるトラウマの影響を見過ごし，子どもの特性や素行の問題と誤解してしまうと，支援者の対応は叱責や注意，あるいは放置といった，子どもに再トラウマを与えるものになりかねない。トラウマ症状は，注意欠如・多動症（ADHD）や自閉スペクトラム症（ASD）の特徴と類似していることに加え，発達障害のある子どもはトラウマを体験しやすいために，その影響が生得的な特性なのかトラウマによる反応なのかの鑑別は非常に難しい[12)21)]。D'Amicoが「アセスメントの誤判断」と定義するオーヴァーシャドウィングの問題も指摘されており[10)]，適切な対応を行うには，正確なアセスメントのための研修と実務経験が求められる。

とはいえ，一般的なトラウマ反応やPTSD症状の知識は児童心理司にかなり周知されていることが明らかになり，TICの基本であるトラウマの知識をもつ（Realize）段階は，一定達成されているといえる。一方，その知識を支援に活かすにはトラウマに気づき（Recognize），トラウマに適切に対応する（Respond）ことが求められるが，心理教育の方法，トラウマ反応への基本的対応，リマインダーの把握等は，「だいたい」の理解レベルが主であり，トラウマケアが十分に実施されるにはより実践的な研修やスーパーバイズ（SV）が必要であろう。中でも，養育者へのトラウマケアに関する知識および対応は総じて低く，家族支援は今後の課題である。養育者や家族への支援は，生活環境を安全なものにし，子どもが安心できる関係性を築くために欠かせない。養育者や家族もまたトラウマの影響を受けている可能性を考慮し，養育者に対してもアセスメントと心理教育を行うとともに，トラウマインフォームドなペアレンティングなど具体的で効果的なコーピングを提供することが望まれる。こうした家族支援や環境調整は，子どもへの再トラウマの予防（Resist re-traumatization）につながるものである。

また，国際的に子どものトラウマケアの第一選択肢とされ，わが国でも効果が実証されているTF-CBTが一部の児相で取り組まれていたのは特筆すべき点である。児童心理司の個人的な努力で実践されている例も少なくないと推察され，さらに実践を広げていくためには，児相での専門治療の提供もしくは他機関との有機的な連携体制の構築が必要と考えられる。

一方，トラウマに関する研修を実施している児相は半数に満たず，TIC実践のためには一層の取り組みが求められる。外部の研修受講のための公費負担などの財源も保障されるべきであろう。職員のメンタルヘルスに関する研修会はまだほとんど実施されていなかったが，業務上トラウマに触れることは，職員のメンタルヘルスのリスク要因となることがさまざまな研究で明らかにされている。児童福祉従事者は業務に関連したトラウマ体験をすることが多く，トラウマの目撃が職員のPTSDの重症度と有意に関連する[14)]。また，トラウマを抱えた子どもに関わる職員の業務過多と否認などの非機能的な対処方略は，二次受傷のリスクを高めるが，一方，研修とソーシャルサポートはその保護要因となる[19)]。現状では，児相職員のメンタルヘルスへの取り組みは，業務担当の割り振りやSV，個々の職員への配慮といった現場の努力によってかろうじて対応されているが，さらなる組織での体系的な取り組みが求められる。

本調査では，トラウマの理解度がトラウマケアの実践と関連し，UPID等のアセスメントの使用状況と研修実施との関連がみられたことから，研修の有用性が示された。研修の継続的な実施は，TICの普及と実践において中心となるものといえる。米国の児童福祉システムに関するエビデンスレビューでも，TIC研修は職員の知識，スキル，自信へのポジティブな影響があることが示されている[5)]。研修はトラウマケアの実践だけでなく，職員のメンタルヘルスや成長にも有益なものといえる。

虐待対応に限らず，児童福祉にまつわるさまざまな相談に応じる児童心理司において，トラウマの理解に基づく心理的支援は，今後，一層必要性が高まるだろう。職員のメンタルヘルスの低下や離職を防ぎ，支援業務の質を高めるためにも，児相全体でトラウマ理解と対応策の普及に向けた全国的な取り組みを推進していくことが望まれる。TICの導入においては，児童心理司だけでなく，支援の全体を担う児童福祉司，一時保護所の職員など，多様な職種や立場の課題を踏まえ，組織全体のあり方を検討するべきである。

TICは子どもや家族だけでなく，支援者や組織の安全感も高めるアプローチである。組織の変化には抵抗や反動も生じやすく，新たな取り組みを始めることは容易ではないものの，TICの観点から「組織で何が起きているか」をアセスメントし，チーム支援で職員一人ひとりがつながりを実感しながら進んでいけるとよいだろう。TICのカギとなる安全や安心の体験は，子どものトラウマからの回復を支えるだけでなく，支援者や組織の前向きな変化を後押しするはずだ。

付記：本研究は，JSPS科研費19H01768（研究代表者 亀岡智美）の助成を受けたものである。本調査にご協力いただいた児童相談所の皆様にお礼申し上げます。

〔文 献〕

1）Alisic E，Zalta AK，van Wesel F et al：Rates of post-traumatic stress disorder in trauma-exposed children and adolescents: meta-analysis. *Br J Psychiatry* 204：335-340, 2014

2）American Psychiatric Association：*Diagnostic and Statitical Manual of Mental Disorders. Fifth edition.* American Psychiatric Publishing, 2013（日本精神神経学会日本語版用語監修，髙橋三郎，大野裕監訳：DSM-5精神疾患の診断・統計マニュアル．医学書院，2014）

3）浅野恭子，亀岡智美，田中英三郎：児童相談所における被虐待児へのトラウマインフォームド・ケア．児童青年精神医学とその近接領域 57：748-757，2016

4）Bloom SL, Farragher B：*Restoring sanctuary: A new operating system for trauma-informed systems of care.* Oxford University Press，2013

5）Bunting L, Montgomery L, Mooney S et al：Trauma informed child welfare systems: a rapid evidence review. *Int J Environ Res Public Health* 16: 2365, 2019

6）Centers for Disease Control and Prevention：Child Abuse and Neglect Prevention（https://www.cdc.gov/violenceprevention/childabuseandneglect/）

7）Cohen JA，Mannarino AP，Deblinger E：*Treating Trauma and Traumatic Grief in*

Children and Adolescents. 2nd edition. Guilford Press, 2017（第一版翻訳：白川美也子，菱川愛，冨永良喜監訳：子どものトラウマと悲嘆の治療．金剛出版，2014）
8）Copeland WE, Keeler G, Angold A et al：Traumatic events and posttraumatic stress in childhood. *Arch Gen Psychiatry* 64：577-584, 2007
9）Felitti VJ，Anda RF，Nordenberg D et al：Relationship of childhood abuse and household dysfunction to many of the leading causes of death in adults. The Adverse Childhood Experiences（ACE）Study. *Am J Prev Med* 14：245-258, 1998
10）服巻智子：自閉スペクトラム症とトラウマ治療．トラウマティック・ストレス 18：22-29，2020
11）亀岡智美：逆境的環境で育った子どもへの治療的関わり―トラウマインフォームドケアの視点から．児童青年精神医学とその近接領域 60：409-414，2019
12）亀岡智美：発達障害と心的外傷．*Modern Physician* 39：1115-1117，2019
13）亀岡智美，瀧野揚三，野坂祐子他：トラウマインフォームドケア―その歴史的展望．精神神経学雑誌 120：173-185，2018
14）Kataoka M, Nishi D：Association between Work-Related Trauma Exposure and Posttraumatic Stress Symptoms among Child Welfare Workers in Japan: A Cross-Sectional Study. *Int J Environ Res Public Health* 18：3541，2021
15）川野雅資：トラウマ・インフォームドケア．精神看護出版，2018
16）厚生労働省：令和２年度 児童相談所での児童虐待相談対応件数，2021（https://www.mhlw.go.jp/content/000863297.pdf）
17）野坂祐子：児童福祉におけるトラウマインフォームドケア．精神医学 61：1127-1133, 2019
18）野坂祐子，亀岡智美，花房昌美他：児童相談所におけるトラウマインフォームドケアの取組みの実態と課題―全国児童相談所の児童心理司対象の質問紙調査から．子どもの虐待とネグレクト 24：84-91，2022
19）Sage CA, Brooks SK, Greenberg N：Factors associated with Type II trauma in occupational groups working with traumatised children: a systematic review. *J Ment Health* 27：457-467, 2018
20）Substance Abuse and Mental Health Services Administration：SAMHSA's Concept of Trauma and Guidance for a Trauma-Informed Approach. HHS Publication No.（SMA）14-4884.，Rockville，2014（大阪教育大学学校危機メンタルサポートセンター・兵庫県こころのケアセンター訳：SAMHSA のトラウマ概念とトラウマインフォームドアプローチのための手引き．2018 https://www.j-hits.org/document/child/page6.html）
21）田中康雄：発達障害臨床から見る架け橋．トラウマティック・ストレス 18：15-21，2020

第7章

児童相談所におけるトラウマインフォームドケア

丸橋正子

はじめに

大阪府子ども家庭センター（大阪府の児童相談所）において，虐待を受けた子どもの回復支援の柱としてトラウマフォーカスト認知行動療法（TF-CBT）を取り入れ，組織全体でトラウマインフォームドケア（TIC）の実践に取り組み始めてから10年になろうとしている。熱心に学び，学んだことを着実に実践し，組織の中で定着するまであきらめずに歩んできた諸先輩方の粘り強い取り組みによって今日の実践があると考えている。現職の筆者たちはその取り組みを次の世代につなぎ，さらに発展させていく使命がある。ここでは，この10年の取り組みを振り返り，大阪府におけるTICの現状と課題について述べたい。

1．TICの10年の実践を振り返って

⑴ 子どもの回復支援のための医療相談チーム調査研究プロジェクトの取り組み

平成23（2011）年当時，深刻な児童虐待から子どもを守るため，子ども家庭センター内では子どもの安全確保のための「保護」優先の原則が定着してきた頃である。一方で，保護後のケアが十分でないために，子どもたちは，児童間暴力，職員への暴言・暴力や破壊行為，自傷行為などの形で行動化し，安全な

はずの施設において，生活の安全を脅かすような行為に至り，集団生活が難しくなるという悪循環が見られていた。このような中，児童相談所内での児童精神科医療相談の必要性を検討する「医療相談チーム調査研究プロジェクト」が立ち上げられた。プロジェクトチームが一時保護後や施設入所後に子どもたちが呈する症状について分析したところ，約８割の子どもに何らかの治療が必要ということがわかった。そして，平成 24（2012）年，兵庫県こころのケアセンターの技術協力を得ながら，TF-CBT の基本理念を子どもの回復支援の中心に据えていくということを大阪府子ども家庭センターとして組織的に決定した。

TF-CBT とは，トラウマを体験した子どもに対する，科学的根拠に基づいた効果的な治療法である[1)]。大阪府子ども家庭センターでは，児童精神科医師による医学的管理のもとで児童心理司が治療スキルを身につけ，TF-CBT を実施するという体制をつくることに取り組むことになった。このプロジェクトチーム内では，養育者からの虐待をはじめとする，さまざまなトラウマのある子どもの状態を把握し，PTSD 症状を改善するための治療につなげるまでのプロセスが検討された。

⑵ 児童心理司によるアセスメントスキル向上のための取り組み

当時，子どもの心理アセスメントに際し，トラウマを体験したことの影響，いわゆる PTSD 症状などトラウマに関連する症状についての理解は，個々の児童心理司によって差があり，全体としてみた時に十分な知識やアセスメントの方法をもっているとは言えなかった。ケアを考える前提として，まずは保護された子どもたちの PTSD 症状について，正しい知識をもち，正確なアセスメントの方法を身につける必要があった。ここでも兵庫県こころのケアセンターの多大なる支援を得ながら，UCLA 心的外傷後ストレス障害インデックス（UPID）日本語版の実施方法について，全児童心理司を対象に研修を実施した。UPID とは，トラウマ体験に関するスクリーニングと DSM-５における PTSD 症状のアセスメントのための自記式質問紙であり，６歳以上の子どもに適用される。

当初はトラウマを体験したことによって生じる症状について，支援者側に十分な知識がないことで，アセスメントを実施しても，子どもたちの語りを症状として正確にとらえられないこともあった。一方で，多くの児童心理司は面接場面での子どもたちの語りに教えられ，育てられた。質問項目に沿って聞き取りをする際，「こんなふうに感じる子もいるらしいよ，これまでにこんなふうに話してくれた子もいるよ，あなたの場合はどう？」と具体的に症状の例を挙げながら聞き取ることができるようになってきた。このアセスメントに対する研修の取り組みは，児童相談所の機能強化に伴って児童心理司が毎年増員されている現在も継続的に行われており，TF-CBT イントロダクトリートレーニングを受講し，TF-CBT の実施資格をもつ先輩の児童心理司が，新規採用や他部署からの異動で配属された児童心理司に研修を行う体制となっている。

⑶ 大阪府中央子ども家庭センター「診療所」（愛称「こころケア」）の開設

平成 25（2013）年６月に，大阪府中央子ども家庭センター内に児童精神科診療所（愛称「こころケア」）が開設された。この診療所は当初から，虐待等による被害を受け，社会的養護のもとにある子どもへのケアを目的としており，「子どもの回復支援」を理念として掲げ，「トラウマからの回復」「集団不適応からの回復」「親子関係の回復」のための具体的な取り組みを行い，児童福祉施設と協働していくことが計画されていた。「こころケア」では，児童相談所組織の中にある診療所という特性を活かし，さまざまな取り組みを行っている（図 7-1）。

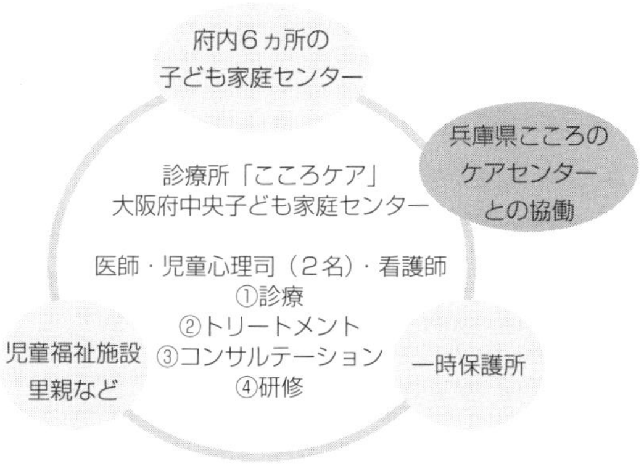

図 7-1　診療所「こころケア」の位置づけ

⑷「こころケア」の４つの機能

「こころケア」には，児童精神科医師（２名）と児童心理司（２名）が配置され，虐待を受けた子どもへの治療を集中的に実施するとともに，施設職員や里親へのコンサルテーションを行っている。また，支援者がトラウマに対する正しい知識をもち，対処できるよう，支援者向けの研修も開設当初より継続的に実施している。こうした取り組み全体を通じ，子どもの回復を支援し，将来的な親子関係の回復に資することを目的としている。これを「こころケア」の４つの機能と呼んでおり，それぞれについて説明する。

①診療機能

診療の対象は一時保護中，児童福祉施設入所中，里親やファミリーホーム委託中の子どもたちである。医療ケアとして，診察，血液検査，処方箋の発行を行い，地域の医療機関とも連携し，診療情報提供書の発行も行っている。令和３（2021）年度の統計では，総患者数が150名であり，うち97％が被虐待歴のある子どもとなっている。

②トリートメント機能

トラウマのある子どもの回復支援を中心に継続診療を行っている。重篤なトラウマ体験をした子どもの通院も多く，薬物療法と医学的な観点からの継続的な助言を行いながら生活を見守っている。施設での生活が落ち着いて，子ども自身の症状の理解も進んできたタイミングで，専門的な治療であるTF-CBTの実施につながることも多い。TF-CBTは，トラウマに特化した治療法であり，構造化されたプログラムでもあるため，比較的短期間で集中的に行うことができる。また，治療を通じ，子どもの自責感や無力感が修正されることで，フラッシュバックなど侵入症状の軽減だけでなく，その後の生活全般における主体性や自己肯定感がもたらされるという効果も実感している。

加えて，トラウマ症状が重篤とまでは言えないが，トラウマ体験があり症状を呈している子どもが，社会的養護のもとで生活する子どもの中には数多く存在する。そういった子どもにトラウマの影響や症状に対する正しい知識と対処法を伝えるため，TICを中心とする心理教育を目的としたグループ療法を実施している。グループ療法は医療的ケアの必要度が比較的低い子どもが対象となり，医師のスーパーバイズのもと，児童心理司が中心となって実施している。

③コンサルテーション機能

トラウマについては，一般的に子ども側も否定することが多いこと，支援者も二次被害を与えることを恐れて慎重になる傾向や，本人が否定しているのだから大丈夫だろうと考えたい傾向があるといわれている。子どもはこころに重いケガをした状態のままで，ケガの症状があっても我慢して生活していたり，本人自身も症状と気づいていなかったりすることも多い。あるいは施設に入所後，本人も養育者もそろそろ新しい施設や学校の生活に慣れてきた頃かと安心した時期になって，ふとしたきっかけで症状が噴出し，生活に支障をきたすといったことも起こっている。このような状態は，子どもがようやく症状を出せるようになったというポジティブな変化であるが，TICの知識がなければ単に問題行動とだけ認識されることもあるだろう。

生活の中で子どもをサポートする施設職員，里親と協働し，子どもの状態像について理解を深め，対応の方向性を話し合い，生活の中でのケアを充実させ，一貫性をもって取り組めるようにするため，「こころケア」では子ども家庭センター職員や施設職員，里親へのコンサルテーションにも力を入れている。コンサルテーションは支援者が子どもの「こころケア」への通院に同行した時に限らず，ケースカンファレンスの形で行われることもある。また，子どものグループ療法に並行し，施設の職員グループに対しTICについて学んでもらう機会をつくっており，これもコンサルテーション機能の一つである。入所や委託後に表出するであろう症状について支援者があらかじめ知り，対応策を話し合っておくことで，双方の安全感をより高められると考えている。

④研修機能

「こころケア」のもつ研修機能が大阪府のTICのシステムの基盤にある。子どもと生活をともにする施設職員や里親と，ケースワークを進める担当児童福祉司や児童心理司がトラウマの基本的な知識をもち，子どもたちにもトラウマに関する一般的な心理教育を行うことができるようになれば，多くの子どもが回復の一歩を踏み出すことができると考えている。また，基本的な知識があれば，生活の中での再トラウマ化を防ぐことができる。たとえば，飛沫感染のウイルスについてはマスクや三密を避けることが感染予防に有効ということを多くの人が知っており，正しく対処することで感染リスクを減らすことができている。トラウマについても支援者と当事者が基本的知識を得て，回復に向けて正しく対処することが求められる。TF-CBTという専門的な治療技術をはじめとしたトラウマに対する専門知識が集約されている「こころケア」による研修が果たす役割は大きい。実際，専門的治療であるTF-CBTの実践につなげるには，子どもの生活を支える児童福祉施設や里親，そして子ども家庭センター職員全体の理解が欠かせず，持続可能なTICを進めるにあたり，こころケアの研修はその基盤となっている。

表7-1はこれまでに「こころケア」が実施してきた研修一覧である。

表7-1 「こころケア」で主催した研修一覧

トラウマアセスメント（UPID）研修	TICの出前（出張）研修	こころケア主催のTICに関する研修
H25 児童福祉司・児童心理司へ実施 H26 心理司へ実施 兵庫県こころのケアセンター技術支援	H26 児童福祉施設にて実施 兵庫県こころのケアセンター技術支援	H26 ・SST・トラウマケアグループの実践報告 以後，各回に兵庫県こころのケアセンター技術支援
H27～H30 こころケア心理司より全センター心理司へ実施 （年1回；計4回）	H27～H28 こころケアより各センターにて施設職員とセンター職員対象に実施 （年2回；計4回）	H27～H30 ・SST・トラウマケアグループの実践報告 ・TF-CBT実践報告
R1～R3 各センターのTF-CBTイントロダクトリー研修受講者より各センター心理司へ実施 （年1回，3～5ヵ所で実施；計14回）	H29～ こころケアが施設へ出張して施設職員やセンター職員を対象に実施 （年間2施設。H29～R3計10施設にて実施。1施設2回シリーズ・計20回）	R1 ・SST・トラウマケアグループの実践報告 ・TF-CBT実践報告 R2 ・ケースワークにTICの視点を取り入れた研修 ・TF-CBT実践報告 R3 ・TICの具体的な手法（心理教育）について ・TF-CBT実践報告 ・親支援におけるTIC講座

年度ごとに実施した研修をまとめてみると，初期の頃は兵庫県こころのケアセンターから多くの技術支援を得て，直接研修講師をお願いし，学ぶことから始めていたことがわかる。徐々に，「こころケア」の医師や心理司を中心として，自前で研修を企画実施できるようになってきた。いずれは府内６ヵ所の各子ども家庭センターの児童心理司集団が少しずつ力をつけ，各センター単位で施設向け研修等を企画実施できることを目指している。また，年々，研修対象を子ども家庭センター内部から外部機関に広げてきている。特にTICの視点を取り入れた施設での生活支援について，「こころケア」が施設に出向いて行う「こころケア出前研修」は平成27（2015）年度より各施設に２回シリーズで行うなど，力を入れて取り組んでいる。施設職員とのグループワークを通じた対話形式の研修となっており，グループワークは子ども家庭センター職員も参加し，施設職員の熱意に触れるよい機会となっている。これまで大阪府内10ヵ所を超える施設に実施することができた。施設種別も児童心理治療施設からスタートし，児童養護施設，福祉型障がい児入所施設など，子どものトラウマからの回復支援にともに取り組むすべての施設に広げて実施している。

２．大阪府子ども家庭センターにおけるトラウマケアの実際

⑴ 大阪府のトラウマケアとTF-CBT実施体制のシステム

図7-2のもととなっているのは３段階のトラウマケア（第１章，図1-1，15頁）の考え方である。一般的なトラウマの理解と基本的対応を基盤に，リスクを抱える人に対するトラウマに対応したケア，トラウマの影響を受けている人に対するトラウマに特化したケアまでの３段階を表す図をなぞらえ，大阪府子ども家庭センター版のトラウマケアとTF-CBT実施体制を表したのが図7-2である。この図に沿って，これまで進めてきた取り組みの経過と今後の方向性について説明する。

TF-CBTという専門的治療を三角形の頂点とするトラウマケアの３段階の図は平成23年当初より描いてきた図であるが，その見方が定着するには多くの時間を要した。TF-CBTという治療法をトラウマケアの柱として取り組み始めた当初，トラウマ症状によって生活に支障をきたすことの多い子どもたち

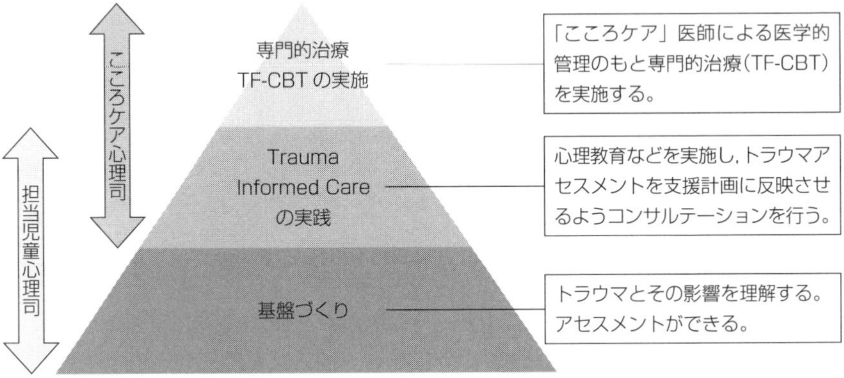

図 7-2　大阪府におけるトラウマケア・TF-CBT 実施体制のシステム

を一日も早くこの治療につなげるべきだと考える職員も多かった。子どもにとって社会的養護のもとで生活できる期間が限られていることを思えば，そのように考えるのは当然のことである。しかし実際には，トラウマに苦しんでいる子どもが一人で治療に立ち向かうことは難しい。近くで生活を見守る施設職員などの支援者が，トラウマの基本的な理解を得たうえで，症状が起きた時の正しい対処法を伝え，症状が出た時には子どもを励ましながらともに対処法を練習し，症状が少しでもコントロールできるようになればともに喜ぶ，といったいわゆる伴走型の支援がなければ，TF-CBT をはじめとするトラウマ治療はうまくいかないことが実践を通して理解できるようになってきた。そのため，現在は図 7-2 にあるトラウマケアの下段と中段の取り組みを丁寧に行い，基盤を固めることによって，支援者側の安全感が増し，より多くの子どもの回復に寄与すると考え，取り組みを続けている。それぞれの段階の具体的な支援について説明する。

⑵ 治療のための基盤づくり

子どものトラウマ治療の基盤づくりにおいて大切にしていることは，施設の職員など，子どもの生活の様子を日頃から見ている人の話を丁寧に聞き，その背景にトラウマが潜んでいないかをきちんと見ることである。そのためには，保護される前の生活で何を体験してきたのか，できるだけ多くの客観的な情報を集めるなど，児童福祉司による丁寧な社会調査が前提にあり，その内容を施設と共有しておく必要がある。虐待などのトラウマ体験が現在の生活の何かをきっかけ（リマインダー）にして症状として現れるというトラウマの三角形（第１章，図1-3，23頁）に照らし，現在の子どもの状態を丁寧にアセスメントし，支援者間で共有する。

⑶ 生活を通じたTICの実践

子どもに対してはトラウマに関する一般的な心理教育を行っている。まずはトラウマとなりうるような体験をリスト化し，そういった体験をした後によく起こる症状を子どもと共有し，症状が起こった時の対処法（リラクゼーションやグラウンディング）を教える。これらは支援の入口の早い段階で，誰が行っても害がないものとされており，子ども家庭センターでは一時保護所の職員や担当児童福祉司など，保護された子どもと関わるすべての大人がもっておきたい知識として研修でも取り扱っている。

子どものトラウマ体験とトラウマ関連症状を支援者がキャッチできたら，児童心理司が症状のアセスメントを実施する。大阪府では全児童心理司がUPID-５を実施できるよう新採・新任研修のカリキュラムに組み込んでおり，子どもの体験と現在の状態との関連について検討し，ケースワークの中で必要な時期を逃さずに子どもに対して準備をしたうえでアセスメントを実施している。

そこで目標となるのは，担当する児童心理司が子どもや家族と信頼関係を構築し，トラウマに関する心理教育やアセスメントが適切に実施できることである。アセスメントの目的は，結果を子ども，家族，施設職員等と共有し，支援に活かすことである。アセスメント結果を共有するとともに，子どもには回復の希望がもてるよう心理教育を行う。心理教育の内容としては，TF-CBTの要素を取り入れながら，トラウマの心理教育，リラクゼーション，感情表現と調整，認知コーピングなどに取り組むのが一般的である。子ども家庭センターの担当児童心理司がそれぞれのセンターでの通所指導や，施設訪問で実施する場合と，子どもと施設職員が「こころケア」に通院し，グループや個別で実施する場合がある。心理教育の内容は施設の担当職員にも共有される。これらの心理教育の取り組みにより，自分に起きていることがわかり，症状のコントロール感につながり，回復を見せる子どもも多い。また，症状に自覚的になり，治療への動機づけが高まるため，TF-CBT につながる場合がある。地道な心理教育の取り組みと，生活を支える施設職員の応援があるからこそ，トラウマ記憶の整理という大仕事に取り組もうとする勇気が湧いてくるのだとわかる。

⑷ 専門的治療：TF-CBT の実施

トラウマケアの各段階を踏んで，①アセスメントの実施，②アセスメント結果の共有，③子ども自身の回復への動機づけと支援者のサポート体制の確立，という準備ができれば，TF-CBT の実施となる。平成 26（2014）年度より，府内６ヵ所の子ども家庭センターの職員が集まり，TF-CBT 症例検討会議（月１回）を実施している。当初はどのようなケースが治療対象になるか見極める目的であったが，現在の会議の目的は，症例を通じて，アセスメントの方法，アセスメント後の支援の方法，トラウマの視点から見たケースワークの進め方を検討することである。兵庫県こころのケアセンター亀岡智美医師にスーパーバイザーとして助言いただき，アセスメント結果の見立て，ケースワーク上の留意点などを確認している。

TF-CBT 症例検討会議の中で，TF-CBT 実施に適するかを検討し，会議の出席メンバーの合議により TF-CBT ウェイティングリストに掲載する。確認事項は「子どもの状態や動機づけ」「現在の養育者（施設職員）のサポート体制」「ケースワーク上の課題」の３つである。このように治療までの土台づくりを丁寧にすることで，安全な実施体制が整うとともに，治療の効果がより明確になると考えている。

TF-CBT の実施者は TF-CBT のイントロダクトリー研修を受講していることが資格要件になっている。実施者を計画的に育成するため，毎年数名の児童心理司が公費でイントロダクトリー研修を受講している。「こころケア」において医師による医学的管理を行いながら，ウェイティングリストの掲載順に治療を実施している。治療によってトラウマの影響による自責感が軽減し，自己否定的な認知が修正されるようになる。改めて子どもと保護者が入所になった理由について認識できるよう支援することが，子どもが求める家族再統合支援

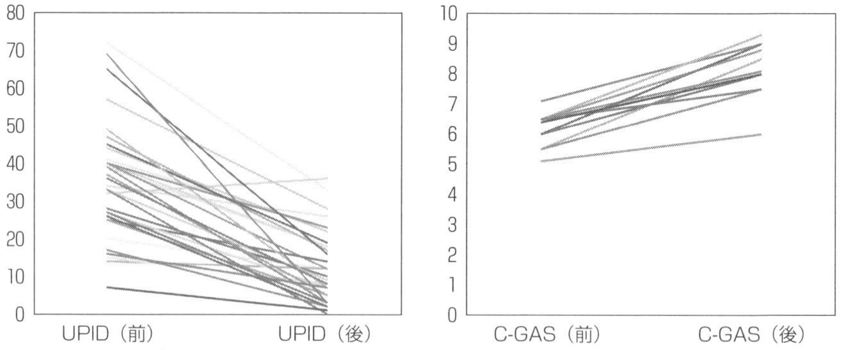

UPID-5の結果は，ほぼ全ケースにおいてPTSD症状が軽減　C-GAS（施設担当者が生活場面を評価）では適応レベルが上昇

図7-3　TF-CBT実施前後のアセスメント結果

につながると考えている。

令和4年3月末現在，「こころケア」でTF-CBTを実施し，修了した児童は38人である。実施前後の効果検証では，トラウマ症状の軽減と社会生活機能の向上が認められている（図7-3)。

3．大阪府子ども家庭センターのTIC実践の課題と今後の方向性

⑴ 取り組みの課題

大阪府子ども家庭センター全体として，継続的な研修の取り組みにより，トラウマの知識やアセスメントの必要性についての理解が定着してきたといえる。しかし，施設入所後の支援全体の中にTICの視点を入れて組み立てていくことについては，十分機能しているとは言えない。現状ではTF-CBT症例検討会議の出席者の3分の2以上が児童心理司であり，児童福祉司にも参加を促し，ケースワーク全体にTICの視点を組み込んでいく必要がある。また，「こころケア」が主催する子ども家庭センター職員向け研修として，一時保護後から実施可能な基本的なトラウマの心理教育ツールやその使用方法についてワーク形式の内容を企画実施しているところであるが，こういった研修を「こころケア」だけでなく，児童心理司を講師として各センターで全職員に実施できるようになる必要がある。

また，施設では，一人の子どもの症状が別の子どもや職員にも影響し，集団力動の中で全体の安全感が脅かされることがある。施設全体がトラウマに対する知識をもち，職員集団がチームとなって助け合い，子どもにとって安全な枠組みを提供することが求められる。一人ひとりの子どもについて理解することはもちろんであるが，集団の安全をコントロールするためには，管理職をはじめとする組織としての統一した対応がないと難しいことも多い。小規模化する施設の中で，職員が孤立することのないよう，ここでも職員の安全のためのTICの視点が欠かせない。子どもを措置する児童相談所として，各施設との丁寧なコミュニケーションと継続的な支援のための取り組みが必要と考えている。

⑵ 親へのTIC

子どもの回復支援の先にあるのは親子関係の回復である。家族再統合の形は一つではないが，できうる限り，親が子どもの気持ちに共感し，虐待の責任を引き受け，子どもと安全な関係を再構築できるように支援していきたい。子ども虐待に至る親の生き方の背景にトラウマがあることは非常に多く，家族機能の回復のためには親がTICの視点をもてるよう支援することが欠かせないと考えている。

令和３年度より，子ども家庭センター内の入所児童支援を担当する部署に，家族機能のアセスメントを行い，支援計画を作成し実行する児童福祉司（アセスメント担当）と，支援計画に基づき親への支援プログラムを実施する児童心理司（親支援担当）を配置した。その役割は，強圧的なしつけをせざるをえない養育者の感情に寄り添い，養育者の共感性を高め，暴力や暴言に頼らない子育てのスキルを強化すること，その後の家庭引き取りに向けて安全・安心な養育環境を構築し，虐待の再発を防止するための支援を行うこととされた。

折しも，兵庫県こころのケアセンター亀岡智美医師の技術的支援を得て，新たな治療プログラムを導入できることになった。「親子複合型認知行動療法(CPC-CBT)」である[2)]。このプログラムは身体的虐待を受けている子ども，またはそのリスクの高い子ども（３歳以上）と加害親の両方を対象とした治療プログラムであり，虐待的な子育てをしてしまう養育者と，それによってトラウマを体験する子どもの双方のニーズに対応するモデルとなっている。TF-CBTの姉妹プログラムであることも，筆者らにとって取り入れやすい内容であった。米国やスウェーデンで実施され，効果が検証されているこのプログラムを，日本の児童相談所において支援する親子に実施した場合の虐待の再発防止効果については，今後の実践で検証していくことになる。この取り組みはスタートしたばかりであるが，親子関係再構築支援の柱になりうる治療プログラムと考えており，その期待とともにチームで取り組みを進めている。

おわりに

児童相談所はすべての子どもが安全で安心な環境で育てられるという子どもの権利を守る責務を負った行政機関として，多くの権限を与えられている。一方で，保護後の子どもや親の支援に行きづまり，無力感を抱くことも多い実践現場である。それは子どもの生活を支える施設職員や里親も同様であろう。しかし，それでも熱意を失わず，一歩ずつ前進することで，大きな変化を生み出してきたのも事実である。また，この10年の取り組みにより，トラウマ症状ゆえに生活の安全感を脅かされていた子どもが治療にチャレンジし，回復する姿をみられたことは大きい。今後も，焦らず着実に，目の前の課題に向き合い，今できることは何か，皆の力で考え，子どもの回復を願う多くの人たちとともに成長していく児童相談所でありたい。

〔文 献〕

1）亀岡智美，飛鳥井望編：子どものトラウマとPTSDの治療―エビデンスとさまざまな現場における実践．誠信書房，2021

2）Runyon MK, Deblinger E：*Combined Parent-Child Cognitive Behavioral Therapy: An Approach to Empower Families At-Rist for Child Physical Abuse*. Oxford University Press，2014（亀岡智美，花房昌美監訳：CPC-CBT親子複合型認知行動療法セラピストガイド―身体的虐待リスクのある子どもと家族をエンパワーする．金剛出版，2021）

第8章

児童養護施設におけるトラウマインフォームドケア

支援者と支援組織全体で取り組むために

酒井佐枝子

はじめに

支援者は子どもとその家庭にとっての環境そのものである。だからこそ，支援者が関わることでトラウマのある人が，さらなるトラウマを受けることを予防することが求められる。同時に，支援者や支援組織に生じる傷つきに対してもトラウマインフォームドケア（TIC）の視点から考え，支援者の働く環境そのものを安全・安心なものとすることが，ひいては支援対象者の安全・安心につながり，児童福祉領域全体の安全・安心の醸成につながる。

本章では，児童養護施設での日常の様子を架空の事例で提示し，現在の児童福祉領域でしばしばみられるTICを取り入れることの難しさを概観する。そして，子どもの支援に携わる支援者と支援者が所属する組織にTICを普及するうえで求められる要素について，米国の実践研究成果から提示する。

1．ある児童養護施設でのできごとを通してTICを考える

【40年前のG児童養護施設でのできごと】

児童養護施設で暮らす中学2年生男子Hは下校時，施設に帰らず長い時間，コンビニ前に座り込んで友達と話し込んでいた。そこにコンビニに入ろうとした男性に「邪魔」と言われ，カッとなって殴りかかかり，店員が割って入るま

でやめなかった。

この男子生徒が入所しているG児童養護施設では，Hに反省文を書かせるとともに，このできごとを契機に施設内の規則を強化することにした。たとえば「下校時にどこかに立ち寄ることは禁止」「施設の門限は全員17時30分とする」といったように……。

(1) 当時の対応

多くの子どもがともに生活する児童養護施設では，その秩序を維持するためにさまざまな規則が施設設立当初より受け継がれている。そして，上記のようなできごとがあった際には，その規則を見直し，子どもの安全・安心を守るための決まりが加わることも出てくるだろう。G児童養護施設でも，このできごとを受け，集団の規律を見直すこととし，物理的安全を確保することを目的に，下校時の立ち寄り禁止や門限の強化を決めた。また，教育的観点から内省を促すために反省文を書かせ，自分のしたことが通りすがりの男性や社会に及ぼす影響を考えさせた。

読者には，その当時の対応と新たにできた規則はどのように映るだろうか。自身の価値観やこれまで受けてきた教育，職業的アイデンティティ等のフィルターを通して，この規則への印象やとらえ方は変わってくるだろう。あらかじめ伝えたいのは，40年前のできごとへの対応の是非を問うているのではないということである。なぜなら，その時代の情勢や価値観，信念においては，その当時の最善の対応を模索した結果の対応であろうから，その当時に身を置かない私たちはそのことについて何らかの判断を下すことはできないのである。

【現在のG児童養護施設の様子】

G児童養護施設ではその後，規則について見直す機会はなく，現在に至っている。40年前と変わらず施設には多くの子どもがともに生活している。

部活動を頑張る中学2年生男子Iは，門限を守るためにいつも必死に走って帰宅する。間に合わないと，職員から「なんであと5分早く学校を出てこないんだ」といつも指導を受け，部活動に励むIは施設に不満をもちつつ，毎日叱られることに慣れっこになっていた。

アルバイトが許可されている高校に通うJは，いろんな経験を積むためにアルバイトをしたいのに，門限のために思うようにアルバイトができない。施設長に相談しても「これは全体の規則だから，門限が守れる範囲内で工夫しなさい」と言われ，工夫できない自分が悪いと落ち込むこともある。意を決してもう一度相談に行っても，「一人だけに例外をつくることはできない」と言われ，モヤモヤした気持ちを抱えながら，しぶしぶあきらめることにした。

⑵ 時代の変化に合わせた生活環境の見直しの必要性

児童養護施設で生活する子どもの様相は40年前の状況から変化している。40年前の1980年代は，非行の低年齢化で，Hのように家庭や学校での不適応行動により，児童養護施設で生活する子どもが多くいた。その後，1989年に国際連合が採択した「児童の権利に関する条約」に，日本が1994年に批准し，権利の主体として子どもの人権が保障され，成長発達が守られるという視点が定められた。これにより，これまで介入が難しかった家庭内における子ども虐待の問題への支援の必要性が認識され，児童養護施設への被虐待児童の入所が増えることとなった。近年では，児童養護施設入所児童の65.6％[11]に被虐待経験があることもわかってきており，トラウマを抱える子どもに対する生活の中での関わりを考えることは急務といえる。

さて，G児童養護施設における40年前に定められた規則は，トラウマを抱えて入所している現在の子どもたちにはどのように映るだろうか。身体的虐待とDVの目撃によるトラウマを抱えて入所したIは，初めて打ち込めるものが見つかり，部活動ができることを楽しみに生活していた。そんなIにとって門限は厳しい規則であり，必死に走っても間に合わず，自分の努力が報われない思いを徐々に膨らませ，自己肯定感も下がっていった。さらに間に合わないと叱られることもあるため，自分の意志で始めた部活動ではあったが，次第に部活動でも投げやりな態度がみられるようになった。

性被害によるトラウマを抱えて中学生の時にこの施設に来たJは，施設の心理士とのカウンセリング等を通して，人への信頼を少しずつ取り戻し，高校進学とともに将来に向けてできることを増やしたいと思っていた。門限という“規則”の範囲内で，できることを模索したが，思うようにいかなかったため，相談するスキルを使って大人にアルバイトの相談を何度かしたが，最終的には工夫できない自分が悪いと感じるだけに終わった。頑張ろうとしても，大人に相談してもムダだし，“規則”は自分を助けてくれるどころか，未来への希望をつぶすものだと感じ，誰も自分のことを理解してくれない体験となり，自分は価値ある人間だと思えなくなっていった。

ＩやＪに起きたことを TIC の視点からみると，こうした旧態依然の規則があることで，子どもの真のニーズに基づいた対応がされないばかりか，トラウマによって傷ついた子どもの自己像はますます否定的なものとして強化され，他者への信頼を再び築く機会も失われることになりかねず，規則を優先させることが，関わりの中での再トラウマを生じさせている可能性がみえてくる。“規則”とは本来，子どもの成長発達に求められる社会性や自己の確立を支えるために定められ，安全・安心で円滑な集団生活が維持されることを目指して規定されることが望まれる。特に近年，トラウマを抱えた子どもの入所が増えている現状では，TIC の視点から子どものあらゆる面の安全・安心を見直すことが求められ，そのためには入所する子どもの様相に応じて施設の規則や運営を適宜見直し，時勢に応じた修正も必要となるだろう。

⑶ 支援者の過酷な労働環境

しかし，現状ではそのようなことに時間やエネルギーを割くゆとりもない支援者や支援組織の労働環境がある。児童福祉領域における支援者の離職率の高さや，経験年数を重ねてもなお，能力・技能の不足や自信喪失・無力感を抱えながら就労せざるをえない状況も指摘されている[14)]。これは，支援対象者のトラウマにさらされ続けることで，支援者や支援組織もトラウマを受け，それによる二次的トラウマティックストレスと呼ばれる傷つきを重ね，気づかないうちに自身の行動や態度，考え方，世界観までもが支援対象者のそれと似たものになる「並行プロセス」[4)]が生じていることも一因といえるだろう。そして，この並行プロセスは個人だけでなく，組織としてのありようにおいても生じる。

トラウマのある支援対象者に対して支援者として使命をもって献身的に接する中で，支援者はさまざまな形で二次的トラウマティックストレスを受ける。このことへの気づきとケアがないと，支援者としての自己効力感が低下したり，新しいことに取り組む余裕もなくなる。TIC を導入する意義を頭では理解していても，どこから手をつけたらよいのかわからない圧倒される感覚や，これまでの自分の支援のあり方が否定される感覚を覚え，変えることへの居心地の悪さを感じることもあるだろう。こうした支援者や支援組織に生じる抵抗や無力感は，その個人の問題でもその組織の問題でもない。そのような状況に置かれた時，そのことに気づかず手当がなされなければ，誰にでも，どこででも生じる感覚であり，誰の責任でもなく，誰が悪いわけでもない。こうしたメカニズムは，ヒトであれば生じる可能性があるものと肝に銘じる必要がある。

実は，支援者の抵抗や無力感は，TIC 先進国においても同様に生じた歴史がある。米国の精神保健領域では，1980 年代より，支援のための処置や対応がトラウマのある支援対象者に意図せず再トラウマを引き起こすことへの気づきが得られた。しかし同時に，そうした再トラウマを予防するための取り組みを進める中で，支援組織の風土を変えることの難しさにも直面し，TIC 普及に対して大きな反発を経験した TIC 先駆者もいた[3)]。そこからわかったこととして，TIC が真に根づくためには，抵抗や否認がどこから生じているのかを知り，TIC を導入するにはより大きな価値規範の変革に取り組む必要があることを意識することから始まると Bloom[3)]はいう。

⑷ なぜ変わらないのか？　そこに通底するもの

そこで，先ほどの 40 年前の G 児童養護施設でのできごとを例に，そこに通底する信念体系を考えてみよう。

40 年前の支援機関では，子どもが悪いことをしたら罰を受けるのは当然であるという考えや態度のもと，職員は H への指導を行った。指導に従わないと，「反抗的でふてぶてしい」と感じる職員もおり，そうした気持ちが子どもへの対応にも態度としてにじみ出ることもあった。施設全体でも，ある程度の制限や罰は，集団生活を円滑に営むうえでは必要なものであり，また子どもは発達の観点からも判断能力が発達途上にあるため，大人が子どもの行動を制御し，方向性を示す必要があるという当時の組織の解釈のもと，施設の規則や生活は整備されていた。児童福祉領域だけでなく，社会全体にも厳しい指導を通して人は成長するといった信念が根づいており，これは特にスポーツの領域で顕著だった。部活動で水分補給が許されないといった学校文化，オリンピック選手への行きすぎた指導などからもわかる。そして，こうした厳しい指導や規律は，共同体としての秩序を守り，ともに生きていくうえでは当然必要なものであるといった一種の世界観が，意識にのぼることはないものの，人々の意識下に脈打っていた。

このように行動や態度の背景には，それらを支える解釈や信念，世界観が根底にあることがわかる。外に現れる行動や態度は，その人や組織の目には見えない「物事の解釈の仕方の傾向」や「もっている信念」，「抱いている世界観」によって決まる。したがって，すでにもっている解釈や信念，世界観と相容れない新しい考え方が紹介され，それがこれまでのものとすり合わせることが難しい場合には，容易には受け入れられないことになる。

2．パラダイムの転換

⑴ 個人・組織がともに取り組むパラダイムの転換

G 児童養護施設にとって TIC の視点は，画期的なものとして映り，すぐにでも取り組みたいと感じるものであった。しかし，いざ取り組もうとした時，頭では TIC の必要性を理解し，子どもへの言動や態度といった関わり方を変えたつもりでも，長続きしなかった。支援者の中には「甘やかすだけだ」と今までのやり方に戻る人が出てきたり，組織として規則を見直すことに二の足を踏む事態もあり，組織全体として納得できる手立てや方向性を打ち出せずにいた。

このような事態はなぜ起きたのだろうか。40 年前の G 児童養護施設のできごとの例にあるように，支援者や支援組織がとった言動や態度の背景には，氷山の海面の下のように，その言動や態度を支える「物事の解釈の仕方の傾向」や「もっている信念」，「抱いている世界観」がある。抵抗や反発は，ここからきているのである。ところが，新しい視点を継続し，組織内に真に根づかせるためには，これまでの言動や態度を支えてきた解釈や信念，世界観を振り返ることが求められる。そして，新しい視点の背景にある解釈や信念，世界観とともに，改めて今何が必要かを吟味し，新しいものにシフトさせていく覚悟がなければ，風土として根づくことにはならない。

したがって，TIC を児童福祉領域に取り入れるというのは，まるで天動説から地動説へと考えをシフトさせなければならないほどの大きな転換として，まさに「パラダイムの転換」[3)]といえる大きな変動であり，一朝一夕になされるものではない。

加えて，TIC の視点は一度獲得したからそれでよいというものではなく，常に振り返りながら歩み続ける行程である。そして，支援者個人だけでなく，支援者が集まってつくられる組織そのもののありようについても同様の転換を迫るものであり，支援者個人と組織全体がともにこの転換を進めなければ，TIC は継続することはできない。そこには，支援者個人や組織としてこれまで築き上げ，染みついている実践や解釈，信念を時には手放すことが求められるが，そもそも果たしてそのようなことができるのか，途方もない感覚を覚えることもあるだろう。今まで心血注いで取り組んできたことを否定された感覚，そこから生じる怒りや悲しみ，恥の感覚，喪失，無力感など，さまざまな情緒的反応は当然生じるだろうし，痛みを伴う。

ここで気をつけたいのは，パラダイムの転換は，転換する前と後の優劣などの価値判断を行わない概念であるということである[3)]。繰り返すが，40 年前の当時はその考え方が最善であり，それでうまくいっていた時代だと考えられる。しかし，児童福祉領域において子どもの安全・安心を改めて考えた場合，TIC の視点から見直すことで，子どもの安全・安心にとどまらず支援者や支援組織の安全・安心を最大にできる可能性があることがわかってきた。そのため，こうした行程をともに歩む内省力を，思いやりを通して互いに育む土壌が求められる。

(2) パラダイムの転換を支える科学的知識

近年になり，トラウマやアタッチメントに関する理論や脳科学の進展により，人や集団の行動への理解が飛躍的に進んだ。Bloom[3)]は，逆境的小児期体験が後年に及ぼす影響や，暴力の連鎖やアタッチメントの分断で生じる関係性の問題，トラウマ体験が脳の発達に及ぼす影響など，多くの研究を通して，トラウマとその影響への正しい理解のもとで人と関わるという TIC の視点を取り入れることの重要性を説いた。こうした心身統合の枠組みから事象をとらえ直す科学的な知識へのたゆまぬ理解と実践こそが，パラダイムの転換を支えるものとなる。

エビデンスに基づく実践が重視される理由も，人間の本質を理解するうえで必要な知見がエビデンスとして精緻に示されたものであるゆえ，有益な方向性を示す指針となるからである。科学的知識を通したTICへの理解を進めることで，ヒトの言動をトラウマの影響を受けたものかもしれないという視点からとらえることができるようになる。この最初の一歩によって，目の前で起きているできごとへの“解釈”が，こころの傷を抱えたヒトへの理解と共感に根づいたものへと変化する。

トラウマは，人間関係による傷つきにより生じることが多い。人間関係による傷つきは，人間関係の中で回復できる。経験を通してこうした“信念”を蓄積し，思いやりにあふれる世界を築くことは，安全・安心な環境を構築できる未来への希望につながる。TICの視点とは，人とのつながりが網の目のように広がることで，安全・安心は構築できるという思いやりある世界観をもつということにほかならない。

⑶ 変化はゆっくり，しかし確実に

筆者の実施するTIC研修では，必ずこのパラダイムの転換を取り上げる。参加者の多くはTICへの関心が高く，職場での実践を視野にTIC研修に参加する。そのため，TIC普及にはパラダイムの転換が求められることを聞くと，実感していたことがクリアになり，なぜTICを職場に取り入れるのが難しいかへの理解が進み，自身が直面する圧力に対して，腑に落ちた感覚を覚えたという声が多く聞かれる。一方，支援者自身に生じる混乱や実践への道程の見えなさ，壮大なレベルでの変革の必要性に圧倒されたり，これまでの実践や支援者としての専門性を否定される感覚を覚える参加者もいる。いきなり「信念」や「世界観」と言われると，確かにどこから手をつけたらよいのかわからない感覚に陥るのも無理はない。しかし，「千里の道も一歩より」であり，スモールステップで理解を進め，支援者と支援組織そのものが安全・安心を体感することで，TICという行程への歩みを確実なものにできる。

Bloom[3)]は，新しいモデルが導入される時，個人や組織がもつ解釈や信念，世界観といった氷山の海面下部分の深いところからの抵抗や否認は必ず生じるという。組織改革の一つの指針としてTICを掲げるなら，まず組織に属する皆が科学的知識を共有できるよう，トレーニングなどを通して共通認識を育むことが求められるとしている。導入時に生じる抵抗や否認のメカニズムを知ることで，自身に生じる負の感情や互いへの非難や厳しい評価が何も生み出さないことを知り，科学的知識をもとに，新たな「物事の解釈の仕方」や「信念」,「世界観」を創り上げる航海に乗り出す覚悟をもつ必要がある。

TICの実践は，トラウマとその影響に関する知識をもつことから始まる。こうした知識に継続的に触れ，自身や組織の内省に活かすことで，解釈や信念，世界観の変容がゆっくりと，しかし確実に生じる。そして，トラウマをもつ子どもが多くいる児童福祉領域においては，TICを導入することが子どもだけでなく，支援者と支援組織の安全・安心を高めることにつながる。すでに述べたように，トラウマに関わる支援現場では，二次的トラウマティックストレスや並行プロセスの影響により，無力感や新しいことへの警戒が生じ，「そうは言ってもね……」と変化を避けることは出てくるものである。また，未知のものに遭遇した時に警戒することは，ヒトの生き残りをかけた仕組みとして自然なことであり，今までの日常が覆されるかもしれないという危機を感じた時に「闘争・逃走・凍りつき」反応が生じることもあるだろう。新しい知識に遭遇した時に生じる自身の価値観の揺らぎに対して，この防衛反応と同様のことがみられるのである。しかし，科学的知見を学び実践することで，自身の安全・安心につながる感覚を経験したり，その意義を認識することで，徐々にその信念や世界観に親和性を覚え，「必要性」と「仲間と取り組む」というエネルギーを糧にTICを浸透させていくことはできる。

3．TICを実践に取り入れるために必要なこと

(1) 米国のTIC普及活動からみえること

では，支援者自身や支援組織がTICを学び，自身の実践に根づかせていくには，どのようなことが求められるだろうか。TIC先進国の米国では，エビ

デンスに基づいた実践として，TICの普及に国や州を挙げたさまざまな取り組みがなされ，多くの時間と資金，忍耐と工夫のもと進められている。

たとえば，マサチューセッツ州やコネチカット州，テネシー州，ニューハンプシャー州等では，２～５年にわたる行政主導のプロジェクトとしてTICを導入し，地域内の児童福祉全体の変化を目指し，実践した内容を科学的に評価し，効果を検証する研究が実践と合わせて実施されている[15)]。これは，研究で得られた知見を実社会の実践に効果的に結びつけることがよりよい結果を生むことがわかっているからである[8)]。

米国ではTICに関する法律が2017年に整備され，連邦政府から州への助成金や，全土に発信されるTICに関する情報とトレーニング提供体制が整備されている。米国福祉省薬物乱用精神保健サービス局（SAMHSA）内の米国トラウマインフォームドケアセンター（National Center for Trauma Informed Care）や，米国国立子どもトラウマティックストレス・ネットワーク（National Child Traumatic Stress Network：NCTSN）では，TICに関する専門知識をトレーニングキットやモジュールとして提供している。また，依頼に応じて講師を派遣し，トレーニングやスーパーバイズ等の提供や，協働学習（Learning Collaborative：LC）といった互助による継続学習のプラットフォームを整えるなど，タイムリーな臨床実践への支援とともにTIC普及のためのシステムづくりへの技術的な支援も提供している。こうした研究と臨床実践をつなぐ役割を果たす機関である調達・仲介機関[10)]が，臨床実践を行う支援者に科学的知見を伝え，TICが継続して根づくための支援を提供している。

その結果，各州における成果として，実践者のTICの知識の増加やTICに沿った支援の展開，子どもの行動上の問題の減少，組織内や関係機関同士での共通言語の普及やつながりの強化とともに，リファーなど協働がしやすくなったといった変化，トラウマスクリーニングの実施やエビデンスに基づいた治療の導入など多くの成果が得られた[15)]。

⑵ プロジェクトの枠組みと研修構成

これらの変化を可能にした背景には，「プロジェクトの枠組み」および「研修構成」がしっかりと練られていることが挙げられる。

まず，TICを普及するプロジェクトの枠組みとして，児童福祉に関わる関係機関全体を対象とし，協働を前提に構成していること，プロジェクトの準備段階から実践の進捗状況や効果を評価する項目を明確にしていること，実施した研修内容が実践に活用されるためのコンサルテーションや追加研修等の継続した工夫が準備され，必要に応じて修正しながら実践者のニーズに沿った形で提供され続けていること，参加意欲を高めるためのさまざまな工夫（LC，物理的環境整備〔落ち着く部屋，カジュアルな交流機会の確保〕，セルフケア〔瞑想，ヨガ〕の導入など）がなされていることなどが挙げられる。そして，各組織内のそれぞれの人がプロジェクトで果たす役割が明示され，それぞれの実践レベルに応じたグループでの継続学習のシステムを組織内だけでなく，関係組織間が協働できるよう構築し，年間を通して定期的に会う機会が整備されていた。その中ではリーダー的役割を担う者が，TICを先導しモニタリングする役割を担うことで，職場環境全体にTICを浸透させる手法がとられていた。

次に，研修構成では，TICに関する基礎的な知識の習得と，トラウマ治療技法の習得それぞれについて，体系立てた研修と実践への継続的な支援が展開されていた。まず，TICに関する基礎的な知識の習得に，多くの州ではNCTSNが開発した児童福祉領域におけるトラウマトレーニングツールキット（Child Welfare Trauma Training Toolkit：CWTTT）[17]を活用していた。CWTTTは，児童福祉に携わる支援者や組織のためのトラウマインフォームドな児童福祉システム構築に向けたトレーニングカリキュラムであり，「CWTTT入門」「トラウマ理解への第一歩」「トラウマインフォームドな児童福祉への第一歩」「ケースワーカーやスーパーバイザーのためのトラウマインフォームドな児童福祉」「スーパーバイザーコンサルテーションシリーズ」のモジュールからなる。実践者だけでなく，組織のリーダー的役割の者を対象としたカリキュラムも整備され，トラウマとその影響に関する基礎知識に加えて，組織としてのトラウマインフォームドな児童福祉のありようと，その維持に関する内容まで包括されている。なお，CWTTTの邦訳版は現在開発中である。

また，エビデンスに基づいた技法では，アタッチメント・自己調整・能力フレームワーク（Attachment, self-regulation, and competency：ARC）[2]，子ども－親心理療法（Child-Parent Psychotherapy：CPP）[13]，トラウマフォーカスト認知行動療法（TF-CBT）[5][7]，親子相互交流療法（Parent-Child Interaction Therapy：PCIT）[9]等が採択され，研修と LC を通して実践者がこうした技法を習得し，臨床で実践し続けられるよう体制が構築されていた。

(3) TIC は組織全体で取り組むもの

法整備や制度上の違いはあるものの，TIC 普及を先駆的に進めている米国の取り組みから本邦での取り組みで求められる要素が見えてくる。持続可能性を視野に入れた時に，支援組織への効果的な実践に必要な要素を Durlak と DuPre の提言[8]をもとに図 8-1 にまとめた。

理論・研究レベルでは，実践として普及する準備段階として，理論や実験，実証研究により蓄積された科学的知識をどのように実社会の実践に結びつけるかを慎重に検討する必要がある。たとえば，アカデミアが調達・仲介機関として社会実装にともに携わり，協働しながら持続可能な実践を継続するといった形態が考えられる。そのうえで，すでに述べたことからもわかるように，TIC は個人の気のもちようやスキル習得といったことで事足りるものではなく，継

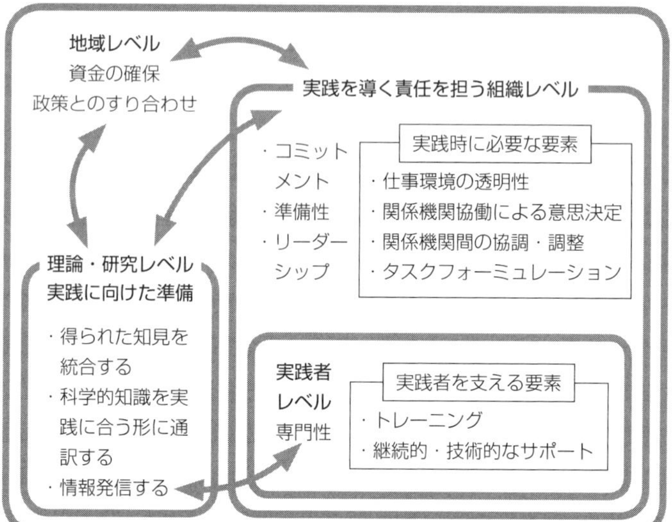

図 8-1　支援組織への効果的な TIC 実践に必要な要素[8]

続して支援組織全体で取り組む必要がある風土づくりである。そこには，児童福祉領域の安全・安心を見直し，支援対象者だけでなく支援者自身も安全・安心な環境で働くことを願う強い動機づけが根底にあることから始まる。コネチカット州やワシントン州，コロラド州でのTICプロジェクトで共通する要素として，Lang[12]はコミットメント，すなわち契約・覚悟を挙げている。さまざまな利害関係にある関係機関であっても，プロジェクト開始前には共通のゴールを目指すための関与と，実践を変えるという決意を取りつけるための同意を得ること，そして取り組みを継続できる組織の準備性を評価するといったことも必要となる。こうしたコミットメントをもとに，実践の時には，透明性ある仕事環境，関係機関で協働しながら意思決定を行うこと，関係機関同士が調整しながら支援を行うこと，計画立案・役割分担・責任の所在の明確化を含むタスクフォーミュレーションを行うことが，そのプロジェクトを継続して進めるうえでは必要となる。そのため，実践を導く責任を担う組織と，それを導くリーダーシップも不可欠といえよう。

また，プログラムや介入を継続するための資金の獲得や継続実施に向けた資金の確保といった視点も必要となり，普及や持続可能性を視野に入れると，実にマクロな視点から何が求められるかを整理する必要が出てくる。米国各州でのプロジェクトでも，臨床実践を行う支援者の採用や専門性を保証するために必要な継続教育のための資金の調達や，政策とのすり合わせといった課題が指摘され，各州で苦労を重ねながら進めている実態がある[6)]。

そして何よりも，実践する支援者が実践に求められる専門性を得るためのトレーニングと，実践を始めた後のさまざまなサポート——継続研修や精神的なサポート，新規スタッフのトレーニング，地域内で問題を解決できる力の醸成といった技術的サポート——が提供され続けねばならない。トレーニングの方法に関しても，講義に加えてアクティブラーニングや行動リハーサル等を取り入れることはもちろん，トレーニング後のLCやコンサルテーション，スーパービジョン等を通して，常に実践に適した学びのスタイルが用意されることが求められる。

本邦におけるTIC研修でも，研修中のシミュレーションや事例検討等のワーク，小グループでのディスカッションなどによって，支援者自身が体験することの意義を実感し，講義内容を自身の実践と照らし合わせて考えたり，他の参加者の実践を通して関わりの選択肢を増やすことができることへの手ごたえ等が得られている[16]。その一方で，研修で得られた知識やスキルの組織内での共有の仕方や定着方法，継続したLCの機会の希望等も多く，組織全体で取り組む必要性も認識されている。すでに講義中心の研修だけでは，持続可能な変化を生み出す効果はないことがわかっている[1]ことから，図8-1にあるような理論・研究レベル，地域レベル，実践を導く責任を担う組織レベルでのTIC普及の可能性を検討していくことが，今後ますます求められるといえよう。

おわりに

TICの視点では，支援対象者だけでなく，支援者や支援組織も皆それぞれに何らかの事情，トラウマによる傷つきを抱えているかもしれないと，ちょっと立ち止まり，トラウマのメガネからそれぞれの言動をとらえ直して関わりのバリエーションを増やし，安全・安心を取り戻すための関わりを模索する。

人と人との関わりの中で生きる私たちに改めて，理解と思いやりの意味を考える時代にきていることを，TICは伝えようとしているのかもしれない。

〔文　献〕

1）Beidas RS, Kendall PC：Training Therapists in Evidence-Based Practice: A Critical Review of Studies From a Systems-Contextual Perspective. *Clin Psychol* 17：1-30, 2010

2）Blaustein ME, Kinniburgh KM：*Treating traumatic stress in children and adolescents: How to foster resilience through attachment, self-regulation, and competency*. Guilford Press, 2010

3）Bloom SL：*Creating Sanctuary: Toward the evolution of sane societies*. Routledge, 2013

4）Bloom SL, Farragher B：*Destroying Sanctuary: The crisis in human service delivery systems*. Oxford University Press, 2011

5）Cohen JA, Mannarino AP：A treatment outcome study for sexually abused preschool children: initial findings. *J Am Acad Child Adolesc Psychiatry* 35：42-50, 1996

6）Damian AJ, Gallo JJ, Mendelson T：Barriers and facilitators for access to mental health services by traumatized youth. *Child Youth Serv Rev* 85：273-278, 2018

7）Deblinger E, Lippmann J, Steer R：Sexually abused children suffering posttraumatic stress symptoms: Initial treatment outcome findings. *Child Maltreatment* 1：310-321, 1996

8）Durlak JA, DuPre EP：Implementation matters: A review of research on the influence of implementation on program outcomes and the factors affecting implementation. *Am J Community Psychol* 41：327–350, 2008

9）Eyberg SM, Matarazzo RG：Training parents as therapists: A comparison between individual Parent-Child Interaction training and parent group didactic training. *J Clin Psychol* 36：492–499, 1980

10）Fixsen DL, Naoom SF, Blase KA et al：Implementation research: A synthesis of the literature（FMHI Pub. No. 231）. Tampa, FL: University of South Florida, Louis de la Parte Florida Mental Health Institute, The National Implementation Research Network, 2005

11）厚生労働省子ども家庭局，厚生労働省社会援護局障害保健福祉部：児童養護施設入所児童等調査の概要（平成 30 年 2 月 1 日現在）．2020（https://www.mhlw.go.jp/content/11923000/000595122.pdf）

12）Lang JM, Berliner L, Fitzgerald MM et al：Statewide efforts for Implementation of evidence-based programs. In：Reece RM, Hanson RF, Sargent J（eds）：*Treatment of Child Abuse: Common Ground for Mental Health, Medical, amd Legal Practitioners. 2nd edition.* Johns Hopkins University Press, 2014（効果が実証されたプログラムを実用化するための州全体の取り組み．亀岡智美，郭麗月，田中究監訳：虐待された子どもへの治療―医療・心理・福祉・法的対応から支援まで　第 2 版．明石書店，2019，pp418–433）

13）Lieberman AF, Van Horn P：*Don't hit my mommy! A manual for child-parent psychotherapy with young witnesses of family violence.* ZERO TO THREE, 2005（渡辺久子監訳：虐待・DV・トラウマにさらされた親子への支援．日本評論社，2016）

14）増沢高：「社会的養護（児童福祉施設）における人材育成に係る要件に関する調査」報告書．公益財団法人資生堂社会福祉事業財団, 2016

15）酒井佐枝子：支援者を対象としたトラウマインフォームドケア研修に関する研究の動向．心的トラウマ研究 17：67–77, 2022

16）酒井佐枝子：トラウマインフォームドケアの普及に関する研究―支援者及び支援組織の安全・安心な環境構築に求められる視点とは　第二報．兵庫県こころのケアセンター研究報告書令和 3 年度版，（公財）ひょうご震災記念 21 世紀研究機構兵庫県こころのケアセンター，2022，pp95–111

17）Walsh C, Pauter S, Hendricks A：Child Welfare Trauma Training Toolkit. 3rd edition. Los Angeles, CA, and Durham, NC: National Center for Child Traumatic Stress, 2020

第9章

子どもの心の診療ネットワークにおけるトラウマインフォームドケアの可能性

壺内昌子・来住由樹

1．子どもの心の診療ネットワーク事業

子どもの心の診療ネットワーク事業は，厚生労働省母子保健医療対策等総合支援事業として2005年より実施されている。都道府県から委託を受けた拠点病院は，地域特性に応じた事業を展開している。

目的は，児童虐待や発達障害，ライフステージごとの子どものこころの健康問題への支援の仕組みづくりである。都道府県拠点病院を中核として，地域の医療機関ならびに児童相談所，保健所，市区町村保健センター，要保護児童対策地域協議会，発達障害者支援センター，児童福祉施設および教育機関等が連携・協働することとなる。以下に要綱を抜粋して記載する。

⑴実施主体

本事業の実施主体は，都道府県とする。

⑵事業内容

都道府県は，次に掲げる事業を実施するものとする。

①子どもの心の診療支援（連携）事業

ア　地域の医療機関から相談を受けた様々な子どもの心の問題，児童虐待や発達障害の症例に対する診療支援

イ　地域の保健福祉関係機関等から相談を受けた様々な子どもの心の問題，児童虐待や発達障害の症例に対する医学的支援

ウ　問題行動事例の発生時における医師等の派遣

エ　地域の保健福祉関係機関等との連携会議の開催

②子どもの心の診療関係者研修・育成事業

ア　医師及び関係専門職に対する実地研修等の実施

イ　地域の医療機関及び保健福祉関係機関等の職員等に対する講習会等の開催

ウ　子どもの心の診療に専門的に携わる医師及び関係専門職の育成

③普及啓発・情報提供事業

子どもの心の診療に関する情報を幅広く収集し，地域の医療機関，保健福祉関係機関等及び地域住民に対して，ホームページ等により適切な情報を提供するとともに，子どもの心の問題について普及啓発を図る。

2022年3月現在，19都県と1政令指定都市が参画しており，中央拠点病院は国立成育医療研究センターである。各自治体の事業内容は同センターのホームページ（https://www.ncchd.go.jp/kokoro/）にある。

2．岡山県子どもの心の診療ネットワーク事業

岡山県子どもの心の診療ネットワーク事業は，岡山県精神科医療センターを拠点病院とし，岡山市こども総合相談所（児童相談所），岡山大学病院精神神経科，児童精神科クリニック（まな星クリニック，なのはなクリニック），社会福祉法人立医療機関（旭川荘療育・医療センター）が連携して運営している。

事業方針は次の5つである。

①乳幼児期から成人期にいたるまで，ライフステージに応じて切れ目なく，関係機関が連携して支援する

②子どもの医療・保健・福祉・教育に関する事業に児童精神科，一般精神科が効果的に関与する

③児童相談所等とのネットワークの中で親子相互交流療法（PCIT），子どもと大人の関係を強化するプログラム（CARE），トラウマフォーカスト認知行動療法（TF-CBT）（表9-1）を実施する体制を整備する[1)]

④親のメンタルヘルス問題に，児童相談所，保健所，産婦人科医等と連携し，具体的に関与する体制を整備する

⑤児童精神科医療を担う理念を共有する人材を養成するための研修制度を構築する

3．機関を超えてともに学び合うこと（協働）による人材育成

岡山県子どもの心の診療ネットワーク事業を通じて，複数機関でトラウマケアについてOJT研修を始めている。機関をまたいでTF-CBTとPCITをともに学び，ともに実施すること（協働）で，子どものこころの専門家のつながりを強め，徐々に実施機関を広げている。

TF-CBTとPCITは，トレーニングが構造化されており，地元に指導者がいなくても，ICTを利用してセラピーの記録を共有し，遠隔地から専門指導を受けることができる。PCITは，親子ペアへの介入を行い，親子関係を良好

表9-1　岡山県子どもの心の診療ネットワークでのTF-CBTの展開

	導入期	定　着	展　開
目標	実施施設を1ヵ所確保	医療と児童福祉 双方に実施施設を確保	児童福祉施設での実施
実施施設	岡山県精神科医療センター	岡山県精神科医療センター 岡山市児童相談所 （こども総合相談所）	児童養護施設 児童心理治療施設 児童自立支援施設
スーパーバイズ体制	兵庫県こころのケアセンターが単独施設のスーパーバイズ（ICTを用いて）	兵庫県こころのケアセンターが岡山グループのスーパーバイズ（ICTを用いて）	兵庫県こころのケアセンターが岡山ネットワークのスーパーバイズ（ICTを用いて）
実施方法	単独施設で実施	2施設が相互交流しつつ実施	ネットワークで相互交流しつつ実施
波及効果	TICについての認識の萌芽	TICについての認識の深まり	TICについての認識の広がり

にするペアレンティングプログラムである。また，CARE プログラムは，集団を対象に子どもとのよりよい接し方をワークショップ形式で伝達する。ワークショップにより，子育て中の親や家族，保育士や施設職員など，幅広い対象に普及啓発ができることも魅力である。PCIT 実施資格をもつ専門職が CARE ワークショップを実施することとされており，個別ケアと集団介入とのバランスを保ちながら地域への介入が可能となる（表 9-2）。

TF-CBT のトレーニングにおいては，トラウマ歴や心的外傷後ストレス障害（PTSD）の症状を幅広く包括的に評価する「UCLA 心的外傷後ストレス障害インデックス（UPID）」によるアセスメントの研修が必須である。治療開始以前に，対象となる子どものトラウマ歴のアセスメントを行う。対象児のトラウマ体験が具体的にどのようなものであり，どのような症状が日常生活の障害となっているかを，病棟の看護師や精神保健福祉士，院内学級の教員，児童相

表 9-2　岡山県子どもの心の診療ネットワークでのトラウマケアの展開

	トラウマ焦点化認知行動療法（TF-CBT）	親子相互交流療法（PCIT）	子どもと大人の関係を強化するプログラム（CARE）
養成	兵庫県こころのケアセンター研修派遣	日本 PCIT 研修センターイニシアルワークショップを事業により岡山で実施	CAREJapan ファシリテーター養成講座を事業により岡山で実施
実施施設	岡山県精神科医療センター 岡山市児童相談所 （こども総合相談所）	岡山県中央・倉敷児童相談所，岡山市児童相談所（こども総合相談所），岡山県精神科医療センター，児童精神科クリニック，川崎医療福祉大学臨床心理学科，社会福祉法人医療機関，児童養護施設	
スーパーバイズの仕組み	2 段階のスーパーバイズ ・県内先行施設 ・兵庫県こころのケアセンター	県内先行施設セラピストと新規セラピストとがペアを組んで実施 日本 PCIT 研修センターが岡山グループのスーパーバイズ（ICT を用いて）	県内先行施設セラピストと新規セラピストとがペアを組んで実施
実施方法	診療報酬の請求ができないが，少数に実施	・岡山市が児童相談所係属児童への実施を業務委託 ・診療報酬「精神療法」を用いて少数に実施	児童福祉施設，里親，医療機関等での CARE ワークショップを実施。岡山県子どもの心の診療ネットワーク施設が講師派遣

談所職員，施設職員などと共有することとなり，トラウマに関する共通言語を地域全体でもつことにつながる。これは，トラウマインフォームドケア（TIC）の最初の段階とも言える。直接子どもと接したり指導したりする立場の人たちが，子どものトラウマが適切に扱われることの重要性を知り，回避することなく，適宜心理教育を実施していくことによって，子どもの安心と安全の感覚が高まることも強く感じる。

子どもたちに心理教育を行う中で，トラウマを回避しがちな大人たちに対し，子どもたちのトラウマ歴を直視するよう伝えることの重要性を実感している。

4．トラウマケア研究会の実施

研修派遣は，県内ネットワークに参画することを前提に，地域全体で行っている。派遣機関には，次世代の人材育成を念頭に置き，研修後にはただちにセラピーに参加できる職員の派遣をお願いしている。TF-CBT 実施にあたり，子どもの心の診療ネットワーク事業を活用し，多機関の受講者が一緒にコンサルテーションを受けることができる。機関横断的に事例を共有し，地域全体で研鑽する仕組みとしている。

トラウマケア研究会として，年３回，岡山県精神科医療センターと岡山市こども総合相談所（児童相談所）とが基幹施設となり，両施設職員，児童養護施設や児童心理治療施設の職員が参加する事例研究会を実施している。研修参加を通じて，TF-CBT ～ TIC への関心を高め，地域でのトラウマケア・リテラシーを向上させ，研究会参加者に優先的に TF-CBT イントロダクトリートレーニングへの参加を促している。会の運営は子どもの心の診療ネットワーク事業が実施している。

5．子どもの心の診療ネットワークの中での TF-CBT の広がり

⑴ 児童相談所の心理的支援機能を外部に広げる試み

児童相談所の業務量の多さについては虐待通告数の増加で示される通りである。多くは児童福祉司（任用資格のある職員）が家庭に介入し，児童心理司（心

理職）が児童の発達や心理状態の評価を行う。状態に合わせて児童，親・家族が通所をしてプレイセラピー，子どもの心理面接，親・家族カウンセリングを実施する。

通所で状況が改善するとは限らず，家庭での養育が限界となり，児童福祉施設に措置入所となる場合もある。その場合は，治療的関わりは施設からの通所で継続される。施設の心理職が心理治療を行うようになれば，子どもの通所負担を減らし，施設職員にも心理治療状況が適宜伝えられることで，より子ども理解の共有が進むと考えられる。そこで重要になるのが，施設心理職の力量である。子どものこころに関わる臨床家の力量を測ることは簡単ではないが，同じアセスメント手法を共有し，共有できている治療技法の中から選択することで，施設と児童相談所との双方向性の協力が可能となる。

⑵ 児童養護施設での実施例

児童養護施設で生活している児童が暴力・暴言を繰り返していた。通院していたクリニック，入院した病院，児童相談所，児童養護施設，学校の職員がケース会議を重ねた。子どもの行動観察を詳細にし，アセスメントを共有し，対応について試行錯誤を繰り返し，子どもの行動をトラウマに関連した症状としてとらえることを共有する経験をした。

この子どもはTF-CBTの実施には至っていないが，児童養護施設の担当保育士・児童指導員が子どものトラウマ・行動の背景を正しく理解することで，子どもとの接し方がトラウマに配慮したものへと変化した。その経過や結果を施設職員間で共有することで，施設全体にTICが行き届いた。また，困難な状況にあった子どもについて，機関をまたいで，医師だけでなく，施設の心理職も，研修や情報共有を密にすることができた。それまでも担当職員だけでなく施設の職員全員で一人の子どもの理解を深め，適切な対応を重ねる取り組みを実施している施設であったからこそできた経験であった。これが他の児童養護施設にもTICを広げていくきっかけとなった。

⑶ 児童心理治療施設での取り組み

児童心理治療施設は，発達障害と被虐待の影響でメンタルヘルス・行動上の課題をもつ児童に対し，生活を通じての治療（総合環境療法）とともに専門的な心理治療が求められている。複数の多岐にわたるトラウマ歴を有する児童もおり，児童間の問題行動などは常に課題である。

児童一人ひとりの安心・安全の環境を保つことにも大変な労力を要する。個別の関わりを重視すると，集団としての指導に支障が生じ，バランスをとりながら一人ひとりの子どもを中心に据えた支援を行うことは簡単ではない。子どもの心の診療ネットワークを活かしてTICを施設の職員で共有する取り組みを開始している。

(4) 児童自立支援施設での取り組み

児童自立支援施設は，生活そのものに深く大人が関与し，一つひとつの活動を一緒に行うことで生活体験を広げ，自分の心身のために掃除・洗濯・活動・学習を行う。大人が寄り添いながら，子ども一人ひとりに合った自立した姿を描き，実現に向けて歩むための施設と言える。入所児は，これまでの育ちの中で，そのような体験が乏しい子どもたちであり，家庭の内外でさまざまな被害に遭っていることが多い。主に中学生が入所しており，生活を立て直しつつ高校入学と自立を見据えての指導が中心になりがちで，トラウマ歴に焦点を当てる機会はもちにくい。

岡山市児童相談所と施設との距離が近く，通所が可能なこともあり，児童相談所でトラウマに関する評価や対応を行っている。それを施設の中でも共有しつつ，本来の指導を行えるように，施設の心理職がTICの核となり，指導員へのTICの普及の役割を担っている。生活や自立への指導が大変重要な施設であり，生活の場のその時々の子どもの状況や指導員との関係などを細かく知っている心理職がいるからこそ叶うことである。

(5) 岡山県精神科医療センターでの広がり

前述した通り，岡山県精神科医療センターでは「精神疾患患者の診療時には家庭にいる子どもの状況も想像しながら治療にあたること」を大切にしている。子どもの状況への介入のチャンスを逃さないという意味でもあり，逆境的小児期体験（ACEs）研究でも示す通り，将来の精神疾患発症への予防的介入とも言える。この観点からも，児童精神科医が成人病棟でも勤務し，成人患者を治療する職員にもTICの視点を広げている。TF-CBTのイントロダクトリートレーニングを受けた医師は５名，公認心理師は３名となり，外来初診時のインテーク面接等でもトラウマに着目した情報収集ができつつある。

院内で中心的にトラウマ治療に取り組むのは限られた医師と心理士ではあるが，共通の認識としてトラウマ関連症状やトラウマ歴を扱うことのできる職員は増えており，その視点は看護師や精神保健福祉士，作業療法士など多職種で共有されてきている。ケース検討会など公的な場面に限らず，アンオフィシャルな会話でもトラウマについて話題にされており，子どもに限らずすべての患者の背景を深く知ろうとする臨床力につながっている。

⑹ 今後の課題

2018年に岡山県精神科医療センターの医師と心理士がイントロダクトリートレーニングを受講したのをスタートに，少しずつではあるがTF-CBTの実施例は着実に増えている。兵庫県こころのケアセンターからオンラインでスーパーバイズを受けることができる恵まれた環境が後押しして，TF-CBT～TICが着実に根づきつつある。

実際には，適応があり効果が期待できる事例は多くあるものの，セッションのための人と時間を確保できず，必要とされているニーズ量に対応しきれない実情がある。児童精神科には多様な病態で多くの患者が受診しており，時間と人とを必要とする治療は，効果があっても適用件数をしぼりこまざるをえない。児童相談所でも緊急対応や一時保護児童への対応が優先される場面は常にある。子どもの暮らす施設でも日常の生活を穏やかに安定して送るために，心理職も生活場面での役割を期待されることも当然あり，どの機関でも，セッションのための時間を確保することは，個人にとっても組織にとっても負担である。できる限り各機関が組織としてTF-CBTを実施できる環境としていくことは大きな課題である。現場レベルでのTICに取り組む意義についての共通理解が広がり，機関内のモチベーションが上がれば，セッションのための時間確保に協力的となるはずである。岡山の専門職の中からより指導的な立場になれる人材を育てつつ，政策として実施可能な仕組みがつくられることも重要である。

6．岡山県子どもの心の診療ネットワーク事業の強みを活かした効果

岡山県子どもの心の診療ネットワークの医師は，所属機関や岡山県精神科医会を通じて，多くの公的機関に精神科医として積極的に協力している。岡山市児童相談所との連携については先に述べたが，その他３ヵ所の県児童相談所・児童自立支援施設・女性相談所などの福祉機関，少年院や少年鑑別所・家庭裁判所などの司法機関，特別支援学校・教育委員会などの教育機関，保健所・保健センターなどの保健機関，障害者職業センターなどの職域など，多岐にわたり非常勤医を派遣し連携を行っている。

所属機関での業務負担にはなるが，地域のさまざまな領域に精神科医が関与することは，メンタルヘルス問題に対応していくために不可欠なことである。精神科医が職務を通じて関係機関でTICを広げることは，対象者へのアプローチをトラウマの影響にも配慮するものに変えていくうえで有効である。トラウマケアの視点が不可欠な状況であっても，ケースワークが優先されることもあり，非常勤医が関与する効果は大きい。多様な領域の研修会において，わずかでもTICについて紹介するなど，地域に貢献する中で重点的にTICを普及しているところである。

〔文 献〕

1）PwCコンサルティング合同会社：令和２年度子ども・子育て支援推進調査研究事業 日本における保護者支援プログラムの普及・啓発に関する調査事業報告書．pp79-84，2021（https://www.pwc.com/jp/ja/knowledge/track-record/assets/pdf/r2cc-report-19hogoshashien.pdf）

第10章

トラウマセンシティブスクールの枠組みと取り組み

中村有吾

1．トラウマセンシティブスクールとは

トラウマセンシティブスクールとはトラウマインフォームドケア（TIC）の考え方を学校教育領域に応用させたものである。北米では，学校教育領域のTICをトラウマインフォームドスクールやトラウマセンシティブスクール（Trauma Sensitive School：TSS）などと呼んでおり，両方ともに同様の内容の取り組みを指している。本章では使用頻度が高いTSSを用いることにする。

⑴ TSSの定義

TSSの定義でコンセンサスが得られているものはないが，米国国立子どもトラウマティックストレス・ネットワーク（NCTSN）は，TSSを米国福祉省薬物乱用精神保健サービス局（SAMHSA）が提唱するTICの「理解する（Realize）」「認識する（Recognize）」「対応する（Respond）」「再受傷を防ぐ（Resist re-traumatization）」の4つのR（第1章，図1-2，22頁）を学校のシステムに組み込むこととしている[9]。このようにTSSは，トラウマが与える学習への影響を軽減するために，トラウマが及ぶ広範な影響の理解およびトラウマの兆候に気づき，トリガーなどに配慮することで，学校環境の安全性を高めていくことが主な取り組みとなる。また，TSSの現場への実装は，パッケージ

化されたプログラムに学校を適合させていくものではなく，学校・地域の実際的な資源や，子ども・学校のニーズを柔軟に調整していく流動的なプロセスにより進められる。このようなプロセスにより，トラウマに配慮された学校風土へと変化が促されていくことになる。

⑵ TSSの歴史的背景と展開

TSSが注目されるようになった背景は，1990年代～2000年代初頭にかけて出現した社会状況とリンクしている[5)]。この時期は，逆境的小児期体験（ACEs）のオリジナルの研究の成果が発表され[4)]，子ども時代の逆境体験を経験している人々が予想よりも多いことや，それらがもたらす長期的な影響に注目が集まるようになり，トラウマに対する早期介入が注目されるようになった。

学校の規律という点では，問題行動に対して停学・退学などの不寛容な態度で臨む「ゼロ・トレランス」方針の波が押し寄せてきたのもこの時期である。しかし，この方針により停学・退学処分数は急増していき，その処分は，人種間の不均衡，停学処分を受けた生徒は再び停学処分を受けやすい，低所得層が多いなど，問題点が指摘されるようになった[12)]。また，「ゼロ・トレランス」方針により学校の安全性を高めるというエビデンスを示すデータは少ないことが示され，この方針の柔軟な適用，学校風土の改善，学校コミュニティへの帰属意識の促進が推奨された[1)]。罰による行動変容（弱化）は行動分析学においても，副次的効果が指摘されている（表10-1）[13)]。

このような背景の中，2005年にはマサチューセッツ州の養護団体であるTLPI（Trauma and Learning Policy Initiative）が，トラウマが学習・行動・学校に及ぼす影響やTSSの枠組みを提唱した書籍を出版し[2)]，TSSの概念が広まるきっかけとなった。その後，TSSは地域のニーズに合わせた形で発展していき，TLPIの枠組み以外にも，ローカライズされた枠組みが作成され，北米の17州において実装されるようになっている[11)]。

また，2015年には，米国の教育関連の法律において，トラウマ関連のトレーニングを含む学校改善計画に助成金が提供されることになり，TSSの実装が財政面においてもより強化されるようになった[11)]。

表 10-1　弱化がもたらす副次的効果[13)]

1	弱化は用いる側も受ける側も一般的に不快である
2	望ましくない情動状態が生じる
3	弱化された反応を行った個人が，その状況から逃げ出したり，避けたりといった社会的な混乱を引き起こす
4	特に体罰によっては，社会的な攻撃を引き起こす可能性がある
5	弱化は，弱化された行動だけでなく，より全般的な反応の抑制をもたらす傾向がある
6	弱化の手続きを使う行動が何らかの社会的な強化を受ける可能性がある
7	弱化の手続きは濫用される危険性が高い
8	弱化の手続きによってもたらされる反応抑制効果は一時的に留まることがある
9	弱化された行動は，それ以外の望ましくない行動に置き換わる可能性がある
10	弱化を使う個人がいる場面でのみ一時的に反応が抑制するだけで，それ以外の場面では反応は維持されたままである
11	弱化を受けたときに，その行動が望ましくないことがわかったとしても，どうすればよいかを示さない

(3) TSS の枠組み

TSSの支援の枠組みは，多層支援システム（Multi Tiered System of Supports：MTSS）による三層支援（図 10-1）が用いられることが一般的である。

第一層目では，通常の学級内でトラウマを抱えた子どもだけでなく，すべての子どもにとっても効果的とされる教育的な支援をすべての子どもに行う。支援内容は，80％程度の子どものニーズを満たすものとされている。すべての子どもを支援の対象にすることで，問題行動が顕在化していないトラウマを抱えている子どもにもサービスが行き届くようになる。また，学校全体の安心・安全感が高まることで再トラウマ化するトリガーを減らすことができる。

トラウマを抱えた子どもは感情の認知や調整など感情に関連した行動に難しさを抱えていることが多く，ユニバーサルな取り組みに社会性と情動の学習（Social and Emotional Learning：SEL）が活用されることが一般的である。SELでは子どもが身につける基礎的な能力として「自己への気づき」「他者への気づき」「自己のコントロール」「対人関係」「責任ある意思決定」が掲げられている[8)]。具体的にソーシャルスキルプログラム，ピア・サポート，アサーショントレーニングなどさまざまなプログラムがある。日本では，時間的な制約などのためプログラムをそのまま導入することは難しいが，プログラムの内容を理解しておくことで，そのエッセンスを日常の学校活動に取り入れることが可

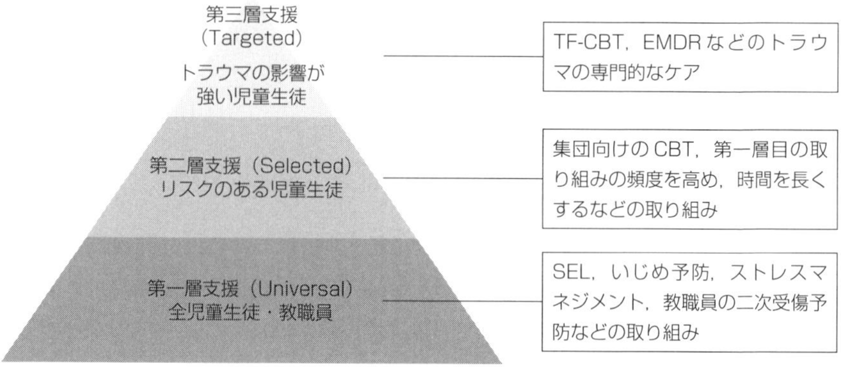

図 10-1　TSS の多層支援

能である。以下は実例をもとに創作した架空事例の対応である。

【事例 1】小学 3 年生の K

K の父親は気に食わないことがあると，しつけと称して K に対して手が出たり，激しい罵声を浴びせることが多々あった。母親も暴力を振るわれることがあり，夫に口答えをすることができなかった。K は家庭では静かに過ごしていたが，学校ではたびたび些細なことで感情を激しく爆発させたり，時には椅子をなぎ倒すこともあった。そのため，周囲の児童はどのように接してよいかわからずに，K を恐がるようになっていた。担任はスクールカウンセラー（SC）に相談し，SC は K のカウンセリングを，担任はクラス対応として感情的になった時などに使用できる落ち着く場所の提供とクラス全員が感情について考える時間をとることとなった。

担任は，クラスに対して，誰しも感情を調整することは難しく，そのスキルを身につけることは全員にとって有用であることを説明し，どのようにすれば感情をうまく落ち着かせることができるか，クラス全員で考えた。そして，実際に児童からの提案や担任が教えたスキルを日常的に実践するように勧めて，時折，児童から実践の具合や効果を聞いた。次第に，K に対しても他の児童は理解を示すようになり，時には K に「こうやったらいいよ」と気持ちの落ち着かせ方をアドバイスするようになった。そうこうしているうちに，K は感情を爆発させることが少しずつ減っていった。

このように，当該の子どもの課題をユニバーサルな対応の中に組み込むことは，クラス全員が感情に関するスキルを学習する機会が提供されるだけでなく，他者理解が深まり，環境面での安心・安全感が高まることにつながっていく。

続く第二層目では，第一層目の教育的な支援ではニーズを満たすには十分でない学校の約15％の子どもに対して，通常の学級内や学級外で補足的な教育的指導を実施する。米国のTSSを実装している小学校を見学した時には，対象の児童は別室に行き，第一層で実施した内容の頻度を高め，時間を長くして取り組んでいた。教師にインタビューした際には，児童は喜んで別室に行くことや，他の児童も羨ましがっているという報告を受けたが，日本では人の目が気になる子どもが多いこともあり，担任が頻繁に様子を聞く，SCなどの校内の専門家につなぐなど，補足的な支援を行うことが現実的と考えられる。

次に第三層目では，第二層目の教育的な支援でもニーズが満たされない子どもに対して，病院のような学校外の専門的な資源をおいて，保護者とも密に連携をとり，より集中的にトラウマに特化したケアを行うことになる。

MTSSでは支援に対する子どもの反応度から，支援内容を変更していく。トラウマの影響が大きい子どもは，もちろん第一層目の支援内容のみでニーズが満たされることは少なく，第三層目の支援が必要になることがほとんどである。実際，学校からトラウマ関連の研修依頼がある時は，学校も対応に困っている第三層レベルの事例を抱えていることが少なくない。研修時に質問を受けつけると，専門的なケアが必要な子どもの支援方法に関する質問が頻出する。繰り返し言っても言うことを聞いてくれない，他の子どもの手前もあるので本人だけ自由にさせることができない，厳しく叱るべきではないのか，など望ましくないとされる行動への対応に困窮していることが痛切に伝わってくる。しかし，子ども・教師・学校などさまざまな要因を考慮する必要性があるため，即答できないことが多い。以下，そのさまざまな要因を述べていくことでTSSの取り組みを紹介していくことにする。

2．トラウマが学校の行動に及ぼす影響

まず，トラウマが該当の子どもの望ましくないとされる行動に，どのように影響を及ぼしているか，具体的に把握できているかという点である。

トラウマは，子どもの学校の行動に影響を与えることがある。

家庭で身体的な暴力を受け恐怖条件づけされた子どもは，高い過覚醒状態が維持される。安全な環境下でも，脅威がないか周囲の状況をスキャンすることに多くのエネルギーを費やし，身体は常に警戒態勢にあるかのように振る舞ってしまう。教師や周囲の子どもたちのちょっとした大きな声に実はびくついているかもしれない。このような状態では，学習に集中することが難しくなる。一見，注意散漫に見え，ADHD と間違われることもあるかもしれない。

対人関係のトラウマを抱えていると，他人を信頼することに難しさを覚えていることもある。他人への信頼感の欠如のため，周囲からすれば些細と感じられるような言葉でも，激しく傷ついてしまう。周囲の顔色を過剰に伺うことや自分の感情を押し殺すことを身につけていれば，このような状況でも我慢して，悲しみやつらさが積み重なっていく。自分の苦悩を言語化することやセルフコントロールに困難を抱えていれば，激しい感情や行動で外在化することもある。このような行動の結果，場合によって周囲から厳しく罰を与えられて，再トラウマ化を体験してしまうことがある。

また，静かに座っていることが多いのでおとなしいと周囲から認識されている子どもでも，丁寧に見ていく必要がある。丁寧に話を聞くと，どうもたびたび解離しており，授業のことが断片的にしか頭に入っていないことがある。そのため，行動や提出物などをよく観察して子どもの様子を把握しておくとよいだろう。

トラウマに関連したこのような行動は，子どもがトラウマティックな環境のストレスのもと，生き抜くために身につけた対処方略であると理解しておくことが望ましい。このような理解は，子どもの行動を「攻撃的である」「注目を浴びようとしている」といったレッテル貼りをするのではなく，「フラッシュバックが起こったのかもしれない」「不安でどうしてよいのかわからないのか

もしれない」と異なる視点を提供してくれる。また，子ども－教師間の関係性を築く時に，ある行動に対して「なんでこんなことをしたの？」ではなく，「何かあったの？」と子どもの行動に共感的な視点を投げかけることができる。

3．ポジティブ行動支援

⑴ 望ましい行動に注目する

共感的な視点と関連して，子ども－教師間の日常的な関係性の質は子どもの行動の理解に影響を与える。

【事例２】中学１年生のＬ

Ｌは小学５年生の時に激しいいじめを受け，小学校時代は不登校気味であった。その時に担任に相談したが，あまり介入をしてもらうことがなかった。Ｌは中学校に入学してからも不定期に登校し，保健室に行くことが多かった。Ｌは小学校の経験から対人不信があり，担任に対しても反抗的な態度をとっていた。そのことをよく思わなかった担任は，反抗的な態度を改めさせようと繰り返し注意をしたが，行動は修正されることがなかった。またＬは担任と話そうとすることもないため，担任はＬをコミュニケーションがとれない生徒と認識していた。一方，養護教諭は，Ｌがアニメのキーホルダーをつけているのに気づいていた。そのことについて話を振ってみると，実はイラストを描くことやストーリーを考えることが好きなことがわかった。養護教諭は関心をもって聞き，「すごいね」とＬの強みに焦点をあてた会話をしていた。Ｌは意気揚々と自分の趣味や考えを養護教諭に話すようになっていた。

周囲が子どものどの部分に（強みか欠点か）注目してコミュニケーションをとるかで，子どもが見せる様子は異なってくる。子どもと関わる際，自分に見せている姿がすべてではないということを頭の片隅に置いておくことは，子どもの行動を理解する時に有用である。

TSS には一般的にポジティブ行動支援（Positive Behavior Support：PBS）の概念が組み込まれている。PBS では，支援する時に子どもの望ましい行動に焦点を合わせる。子どもの望ましくない行動に注目しすぎると，叱る・ペナルティを与えるなど，罰的な対応で行動の修正を図ろうとしてしまう。弱化の副次的効果（表10-1）で挙げたように，その方略はさらに望ましくない行動に注意が向かい，悪循環に陥りやすくなる。教室で学習に集中していない子どもが一定数いると，その子どもたちのみが目に留まりやすくなるかもしれない。一方で，学習に集中している子どももいる。子どもの望ましい行動に着目できるようになると，さらに望ましい行動に注意が向かうという良循環が生じやすくなる。望ましい行動と望ましくない行動は両立できないので，望ましい行動が増加すると，自然と望ましくない行動は減少していく。子どもの強みに焦点をあてたアプローチによって子ども－教師間の関係性も良好なものになり，双方の安心・安全感を高めやすくなる。

⑵ ABC分析

PBSでは行動をアセスメントする時に，どのような刺激で行動が生起し，行動の後にどのような結果を得ているのか，一連の時系列的な流れをとらえることができるABC分析（図10-2）を用いる。米国では障害教育関連の法律となるIDEA（Individuals with Disabilities Education Act）で，個別教育計画を作成する時に，ABC分析に基づいた行動支援を立案することになっており[6]，幅広く用いられている。

ABC分析では，行動が起こる前の先行刺激（Antecedent），実際の行動（Behavior），行動をした結果（Consequence）の３つの項目の関係性で理解する。トラウマを抱えた子どもへの先行刺激への配慮としては，以下のようなものがある。

①行動の期待を明確にする

曖昧な場面では，どのような行動を選択すればよいのかわからずに，パニックに陥っている子どももいる。そのため，端的な言葉で説明する，黒板に明確

図10-2　ABC分析

に書く，ポスターで掲示するなど，物事の手続きや時系列を理解しやすくための手がかりを提示すると，次にとる行動が理解しやすくなる。たとえば「机を整理しなさい」と言っても，整理されている状態が理解しにくい子どももいるかもしれない。その時には，実際に整理されている状態と整理されていない状態の机の写真を掲示しておくことで対応できる。

②トリガーを把握する

どのような刺激がトラウマを思い出させるトリガーとなりうるか把握することは，トラウマを抱えた子どもの安心感を高める。子ども自身もトリガーを把握できていないことがあるため，教師やSCらが協力して行動観察を行い，子どもの状況を把握するように努める。子ども自身が自己理解を深めるために，「あの時，表情が急に変わっていたように見えたけど，何かあったのかな？」とフィードバックをしながら進めていくことが望ましい。

【事例3】中学3年生のM

Mはクラスでも問題視されているNの隣の席である。Nはその行動もあり，男性の担任から授業中に注意を受けることが多く，その注意は大声となることもあった。Mはそのたびに気分が悪くなり，保健室に行っていた。頻繁に来ることもあり，養護教諭は気分が悪くなる理由を聞くものの，本人も理由はよくわからないとのことであった。そこで，どのような状況の時に気分が悪くなるのか詳細を聞くと，担任が大きな声でNを叱っている時であること，また離婚した父親は担任と身長が似ており，大声を聞くと，小さい頃から受けてきた厳しいしつけのことを想起してしまうということであった。そこで，養護教諭はMの許可を得て，担任と情報共有し，注意の仕方について配慮してもらうことになった。

トリガーを理解していく過程は感情，身体，認知の関係を理解していく機会につながるため，丁寧に進めていくことにより，状況を俯瞰的にとらえる視点が少しずつ育まれるようになる。トリガーが理解されることで，教師はその刺激の影響が予測しやすくなるため，授業などの学校生活におけるトリガーを減らすなど，事前の環境調整が行いやすくなる。また，トリガーへの対応を子どもと一緒に検討することは，今までただ圧倒されてきた物事に対して，自分も対処できるというコントロール感や効力感の向上にもつながる。

さらに，先行刺激だけでなく，結果（C）による行動（B）の変化もよく観察してアプローチをすることは，望ましい行動の増減をもたらすことができる。

【事例4】小学2年生のO

Oは家庭教育を放棄している家庭で育てられていた。そのため，Oは家庭で勉強をする習慣がついておらず，宿題をしてくることがほとんどなかった。家庭状況を知っている担任は注意をし，帰り際には忘れないように声をかけ，少し会話をしていた。それでも宿題をしてくることは少なかったが，担任はこの習慣を修正してあげたいという想いで注意と会話を続けていた。それでも改善しないため，担任はSCに相談したところ，注意や会話がOの行動を強化している可能性があること，Oが宿題をしてきた時にそのことを褒め，少し会話をしてみることを勧められた。SCの勧めに従ったところ，Oは以前よりも宿題をしてくる頻度が徐々に増えてくるようになった。

望ましい行動が出現した時には，周囲はその行動に気づき，強化子をすぐに提示して対応する。ターゲットの行動は周囲から見ると“できて当たり前”と認識されやすい。しかし，子どもにとっては頑張ってその行動をしたのかもしれない。あるいは，何が望ましい行動なのか理解できておらず，たまたまその行動ができたのかもしれない。そのため，周囲がターゲットとなる行動に瞬時にポジティブな反応をすることで，その後もターゲットの行動が持続的に起こりやすくなる。

一般的に，言葉で褒める，他者からの注目，うなずき，承認，ご褒美などは強化子に，叱られる，嘲笑される，痛み，大きな音などは弱化子になる。ただし，ある行動に対して褒めるという結果を提示しても，その行動が増加していないのであれば，それは強化子として機能していないことになる。

このような行動（B）が結果（C）により変化するパターンは，オペラント条件づけで説明できるため，詳しくはオペラント条件づけを参照されたい。

4．チームによるアプローチ

第三層目の支援が求められる子どもは，担任一人で対応するのは限界がある。そのため，チーム学校の視点に基づき，学校全体で対応をしているのか確認することは欠かせない。

⑴ チーム学校

チーム学校は教職員同士のコミュニケーションや多様な専門性をもつSCなどの職員の配置を進め，一つのチームとして，専門性を活かしながら，連携・協働していくという考え方である[7)]。

チーム学校の機能を発揮させるのに，校内組織を活用した心理教育的援助サービスがあり，そのサービスは「個別の援助チーム」「コーディネーション委員会」「マネジメント委員会」の３つのシステムで整理されている[7)]。

「個別の援助チーム」はいじめ，虐待など高い援助ニーズがある子どもへの支援の時に，一時的にチームが編成される。必ずしもフォーマルなミーティングはないが，目標や情報は互いに共有し，問題解決がされれば解散となる。

第三層目の支援のニーズがある子どもには，援助対象の問題状況および援助資源に関する情報をまとめることが欠かせないため，「コーディネーション委員会」が行われる。委員会は，学校の校務分掌に位置づけられている委員会（生徒指導委員会，教育相談部会など）を総称する概念である。たとえば，感情調整が難しい子どもに対して，クラス内に落ち着くことができる場所を設置するためには，この委員会での検討が必要になる。この委員会が機能することにより，参加者の当事者性が高まり，責任の共有が可能になる。特定の教師だけに子どもや保護者の対応が集中することが軽減される。このような場は対応が検討され，解決へと向かう機能を果たすだけでなく，教師が抱えている不安や恐れ，悩みが言いやすい場としても機能することが，教師のメンタルヘルスを維持するためにも望ましい。

「マネジメント委員会」は管理職および主任によって担われ，問題解決・課題遂行，校長の意思の共有，職員の教育活動の管理，組織の設定・活用・改善の機能があり，学校行事，外部機関との連携，虐待の通告，カリキュラム面でのマネジメントを行う。

このような3つのシステムが形骸化することなく，有機的に機能することで，子どもへのアプローチが学校全体のものとなり，より効果的になりやすくなる。また，それ以外にもトラウマを抱えた子どもと関わる時に生じやすい共感性疲労，バーンアウト，二次受傷といった，教師に生じるストレス反応の軽減に，このシステムが果たす役割は大きい。

(2) 情報共有の前提

先述した心理教育的援助サービスを高めていくには，教師と専門家が「情報共有」を適切に行い，子どもの共通理解を得ることで，スムーズに展開しやすくなる。情報共有の前提には，双方の信頼関係が基盤となる。教師側は，専門家は守秘義務と言い張って情報共有ができないと不満に思うかもしれない。専門家からすると，情報を伝えると全体に広まり，かえって子どもに不利益が生じ，子どもとの関係性に影響を与えるかもしれないと不安を感じているかもしれない。

教師とSC間の情報共有を促進する要因として，双方の要因が挙げられている[3)]。SC側としては「学校に合わせた活動」がある。具体的には，SCの必要に応じた勤務時間の変更，授業の観察や給食への参加，学校内の関係者間の守秘を前提とした相談情報の共有がある。SCが面接室に閉じこもるのではなく，時に面接室を出て，教師の時間に合わせて柔軟に対応することが求められているといえる。一方，学校側の要因としては「職務内容の明確化」がある。具体的にはSCの守秘義務に対する理解，SCとの協働的な学校の現状に基づく職務内容や課題の決定がある。学校側は，教師・SCの役割や専門性の理解に基づき，専門性に応じた仕事の割り振りが求められているといえる。このような要因が配慮されることで，信頼関係が形成され，それぞれの専門性が効果的に発揮されやすくなる。

(3) 行動マトリックス

教師により指導基準のばらつきがありすぎると，子どもは望ましい行動に対して戸惑いが生じやすくなる。教師間の指導基準を学校で擦り合わせることは，チームアプローチの機能を高める。その時に活用できる方法として，行動マトリックスがある。

行動マトリックスは子どもの行動に対する学校の期待を明確に伝えるチャートであり，PBS を実装する時に用いられる。具体的には「決まりを守る」「自分も友だちも大切にする」など，学校で大切にしたい価値をマトリックスの縦軸に挙げ，横軸には「授業中」「掃除」などその価値を行う場面や場所を選ぶ。縦のラインと横のラインがクロスするセルには「相手を称賛する」「あったかい言葉を使う」などの具体的な目標行動を教師同士あるいは児童生徒も交えて作成する。また，その中からターゲットとする行動を決め，生起頻度を収集し，グラフなどで視覚化して教室に張り出したり，頑張ったクラスを表彰したりするなどして，行動に対するフィードバックを行う。

行動マトリックスを作成することで，教師間の交流や教師間の指導基準の理解が促進される。また，トラウマを抱えた子どもにとっても，望ましい行動が理解しやすくなる。詳しい作成方法は大久保[10]を参照されたい。

おわりに

トラウマを抱えた子どもへの学校での配慮事項でも，特に第一層目の取り組みを具体的に述べることで TSS の概要を説明した。このような取り組みは，学校の活動や環境をトラウマの観点からとらえ直している。トラウマを抱えた子どもだけでなく，学校に関わるすべての人々にも安心・安全な環境を提供してくれるものであり，子どもや教師に配慮した日々の丁寧な取り組みの大切さを改めて教えてくれるのではないかと考える。

学校の状況を考えると，すべてを取り入れることが難しい場合もある。学校全体で実施することができないのであれば，クラスから始めることができる。できそうな部分から取り入れていくとよいだろう。

〔文 献〕

1）American Psychological Association Zero Tolerance Task Force：Are zero tolerance policies effective in the schools?: an evidentiary review and recommendations. *Am*

Psychol 63：852-862, 2008

2）Cole SF, O'Brien JG, Gadd MG et al：*Helping traumatized children learn: Supportive school environments for children traumatized by family violence*. Massachusetts Advocates for Children, 2005

3）土居正城，加藤哲文：スクールカウンセラーと教員の連携促進要因の探索的研究．カウンセリング研究 44：288-298，2011

4）Felitti VJ，Anda RF，Nordenberg D et al：Relationship of childhood abuse and household dysfunction to many of the leading causes of death in adults. The Adverse Childhood Experiences（ACE）Study. *Am J Prev Med* 14：245-258, 1998

5）Gherardi S, Garcia M, Stoner A：Just Trauma-Informed Schools: Theoretical Gaps, Practice Considerations and New Directions. *J Soc Work* 6, 2021

6）平澤紀子：体罰をなくすために，ポジティブな行動支援から．行動分析学研究 29：119-126, 2015

7）家近早苗：学校心理学の展望と課題―チーム学校への貢献の可能性．教育心理学年報 56：122-136, 2017

8）小泉令三：社会性と情動の学習（SEL）の実施と持続に向けて―アンカーポイント植え込み法の適用．教育心理学年報 55：203-217, 2016

9）National Child Traumatic Stress Network, Schools Committee：Creating, supporting, and sustaining trauma-informed schools: A system framework. National Center for Child Traumatic Stress, 2017

10）大久保賢一，月本彈，大対香奈子他：公立小学校における学校規模ポジティブ行動支援（SWPBS）第1層支援の効果と社会的妥当性の検討．行動分析学研究 34：244-257，2020

11）Overstreet S, Chafouleas SM：Trauma-Informed Schools: Introduction to the Special Issue. *School Ment Health* 8: 1-6, 2016

12）Skiba RJ：Zero Tolerance, Zero Evidence: An Analysis of School Disciplinary Practice. Policy Research Report. Indiana Education Policy Center, 2000（https://files.eric.ed.gov/fulltext/ED469537.pdf）

13）吉野俊彦：反応抑制手続きとしての弱化：自己矛盾の行動随伴性．行動分析学研究 29：108-118，2015

III

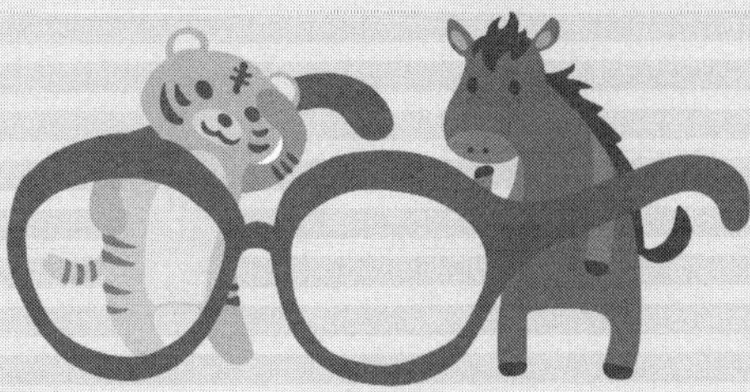

精神医療・保健福祉領域でのトラウマインフォームドケア

第11章

精神科医療におけるトラウマインフォームドケアの普及に向けて

西　大輔・小竹理紗・宮本有紀

はじめに

トラウマインフォームドケア（TIC）は，虐待に代表される逆境的小児期体験（ACEs）の頻度の高さとその広範な悪影響が明らかになったことによりその重要性が広く認識されるようになったが，精神科医療においては隔離・身体拘束といった行動制限を最小化するために必要な考え方の一つとして紹介されてきた。米国では2000年代の前半に，隔離・身体拘束の実施が患者とスタッフにトラウマとなりうること，隔離・身体拘束を減少させるための介入の理論的基盤の一つとしてTICがあることが指摘されており[6]，行動制限最小化に向けた6つのコア戦略の1つ「院内スタッフ力の強化（work force development）」において，「治療環境がリカバリーモデルの原則とトラウマ・インフォームド・ケアシステムの特徴にもとづく方針，手順そして実践によって形作られていくこと」が重視されている[6,7]。

TICの医療従事者に対する研修効果を検討したシステマティックレビューによると，対照群を設けない前後比較試験が多い等の限界はあるものの，TICの研修を行うことで受講者のTICに関する知識，態度，行動は，12の研究でトレーニング前後に有意に改善され，7つの研究ではこれらの改善が1ヵ月後のフォローアップでも維持されていることが確認されている[15]。また行動制限最小化に関しても，TICのトレーニングを含む包括的な介入プログラムを実施した後に3.5年にわたって追跡調査を行った結果，隔離・身体拘束が介入前に比べて82.3%となったとする報告[1)]や，児童・思春期の患者が入院する精神科入院病棟においてTICを導入したことで，隔離・身体拘束が6ヵ月後までに40%減少し，12ヵ月後にはさらに9%減少し，病棟文化としてTICが定着したという報告もある[5)]。

日本でも，2015年に出版された精神科救急医療ガイドラインにおいて，トラウマに注目した介入・組織的アプローチとしてTICが紹介され，「強制治療手段を用いることの多い精神科救急医療現場では，治療自体がトラウマ／再トラウマ体験になる危険性が高く，それは当事者のみならず治療スタッフにとっても同様である。TICの概念を取り入れることで，当事者と医療者との治療関係や予後の改善の効果が期待される」として，TIC実践の具体例が挙げられている[10)]。また，TICの1日研修（3.5時間の講義と1時間のグループディスカッション）を受講したメンタルヘルスの専門家（主に看護師）は，研修から3ヵ月が経過してもTICの実践に関する態度を測定する質問紙の得点が研修前より高かったことが示されている[11)]。

しかし，いまだ日本の精神科医療においてTICが広く普及しているとは言えない。筆者らは厚生労働省の科学研究費補助金の支援を受けて，主に精神科看護師を対象としたTICの普及を目指しており，本章ではその試みについて紹介したい。

1．研修動画の開発

日本の精神科医療におけるTIC普及を目指すうえで，筆者らが意識したのが「研究への患者・市民共同参画（Patient and Public Involvement：PPI）」である。

PPIとは，ある疾患に関する研究をよりよく進めるため，その疾患の患者・家族・元患者（サバイバー）等の当事者と研究者とがパートナーシップを結び，当事者が研究の計画・実施・結果の普及にも関わることを指す。真に当事者の意見が反映されるような高いレベルのPPIを行うことは必ずしも容易ではないが，研究成果をよりよい形で実社会に普及・還元するためにも，当事者と研究者が連携することが望ましいと考えられるようになってきている[8)]。

筆者らは精神科看護師を対象としたTICの研修プログラムの開発にあたって，先行研究やガイドラインのレビュー[16)]，エキスパートからの意見聴取等と並行して，PPIの観点から，精神科医療機関で勤務経験のある看護師６人（研究参加者としては１人，分担研究者・研究協力者として５人）および精神科医療機関に入院経験のある当事者４人にインタビューを行った。

看護師のインタビューからは，研修の中でTICの理念にそぐわない看護・支援のあり方を望ましくない例として強調されすぎると，これまでの自身の看護実践を否定されたような気持ちになることが明らかになった。また，研修を受講する際の利便性や継続性の観点から，実地研修だけでなく動画視聴でも受講できるようなプログラムが必要であることが示された。当事者のインタビューからは，入院中に当事者にとって重要であることとして，看護師などのスタッフと話ができること，薬や治療についてスタッフが説明してくれること，スタッフが当事者とこころを通わせようとしてくれること，話を聞いてくれようとすること，当事者自身に選択肢があると感じられること等が挙げられた。これらはいずれも，TICの理念と一致する内容であった。

これらのインタビュー結果を踏まえてTICガイダンスを作成し，その内容をまとめて精神科看護師を対象とする研修動画（15～20分を５回分）を作成し，研究班が作成したホームページにアップロードした[9)]。なお，ホームページは「トラウマのメガネをかける（＝トラウマ体験の影響を念頭に置いた物の見方をする）」ことを目指す，という意味で「Trauma Lens」と名づけた。

２．研修動画の内容

研修動画は，各回15～20分程度の全５回で構成されており，第１回がTICの紹介，第２回がトラウマによって引き起こされる症状の解説，第３回がトラウマの視点からの症状や現象の理解，第４回がTICの具体例の提案，第５回が行動制限最小化のための方策，という構成とした。

動画で用いた架空症例を以下に示す。

【事例】Pさん

Pさんは，統合失調症の診断があり，定期的な通院と薬物療法，精神科訪問看護を利用していました。

Pさんは，治療に主体的に取り組んでいましたが，お正月に久しぶりに帰省した後から家の中に閉じこもり，カーテンを閉め切って眠れていない様子で，予約していた受診にも行っていません。心配した訪問看護師が主治医に相談し，Pさんは精神科病院に入院することになりました。

入院時，呼びかけや質問に応じないPさんに対して，複数の看護師が病棟への移動を促しました。するとPさんは興奮状態に陥り，暴れました。そのため，複数の看護師でPさんを押さえ，向精神薬を注射し，保護室に入室させました。

Pさんはこちらが何を言っても反応せず，壁をみつめて何も言いません。

この症例呈示を見て，Pさんは幻聴や妄想がひどくてつらい状態ではないか，といったことを受講者に考えていただいたうえで，次に同じ症例をトラウマの視点から見ていただく。下線部分はトラウマの視点をもった時，その可能性が念頭に置かれるものである。

【事例】Pさん：TICの視点に立ったもの

Pさんには，子どもの頃に性的虐待と身体的虐待の経験がありました。それを誰にも伝えたことはなく，支援者も知りませんでした。

Pさんは，統合失調症の診断があり，定期的な通院と薬物療法，精神科訪問看護を利用していました。

Pさんは，治療に主体的に取り組んでいましたが，お正月に久しぶりに帰省した時に，当時の虐待の加害者にたまたま遭遇してしまいました。帰省した後から家の中に閉じこもり，カーテンを閉め切って眠れていない様子で，予約していた受診にも行っていません。心配した訪問看護師が主治医に相談し，Pさんは精神科病院に入院することになりました。

入院時，呼びかけや質問に応じないPさんに対して，複数の看護師が病棟への移動を促しました（本来，無害な介入である看護師による対応がPさんの文脈ではトラウマ的できごとのリマインダー，もしくは再体験となる)。するとＰさんは興奮状態に陥り，暴れました。そのため，複数の看護師でＰさんを押さえ，向精神薬を注射し，保護室に入室させました。

Ｐさんはこちらが何を言っても反応せず，壁をみつめて何も言いません。

帰省後に家の中に閉じこもったこと，眠れていないこと，また最後の場面で呼びかけに反応しない状態は，それぞれPTSDでみられる回避症状，過覚醒症状，認知と気分の陰性変化かもしれない。もちろん，TICの見方がすべての症例・症状に当てはまるわけではないが，トラウマ体験は語られにくく，PTSD症状は見えにくいため，TICの見方がないと重要な点を見落としてしまう場合もあることを理解いただければと考えている。

また，望ましいTICの具体例に関しては，TICの６つの主要原則に基づいて提案している。６つの主要原則とは，①安全，②信頼性と透明性，③ピアサポート，④協働と相互性，⑤エンパワメント，意見表明と選択，⑥文化，歴史，ジェンダーに関する問題[16]，であるが，特に患者と支援者双方の安全が非常に重要であることを強調している。

3．実装科学の観点からの研究プログラムの評価

TICの普及を目指すうえで，筆者らが参考にしているものに「実装研究のための統合フレームワーク（Consolidated Framework for Implementation Research：CFIR）」がある。

CFIRとは，特定の組織や集団，コミュニティにおいてエビデンスのある介入や取り組みを効果的・効率的に取り入れ，維持していくことを目的とした研究（実装研究）を推進するうえで考慮すべき観点が網羅されているもので，実装の阻害要因や促進要因を特定するためのツールとなるものである[3,17]。

CFIRは「介入の特性（介入プログラムの性格）」「外的セッティング（介入プログラムを実施する組織が置かれた経済的・政治的・社会的文脈）」「内的セッティング（介入プログラムを実施する組織の内部の構造的・政治的・社会的文脈）」「個人特性（介入プログラムの対象となる人々や，実施プロセスに関わる人々の特性）」

代表的な19のモデルから，実装に影響を与える要因を系統的に抽出

領域	定義
I 介入の特性	実装の成功の可否に影響する介入の性格
II 外的 セッティング	介入を実施する組織が置かれた経済的，政治的，社会的文脈
III 内的 セッティング	介入を実施する組織内部の構造的，政治的，社会的文脈
IV 個人特性	介入の対象となる人々，あるいは実施プロセスに関わる人々の特性
V プロセス	介入が，個人レベルと組織レベルで計画通りに実施されるようにするための積極的な活動のプロセス

（文献４を一部改変）

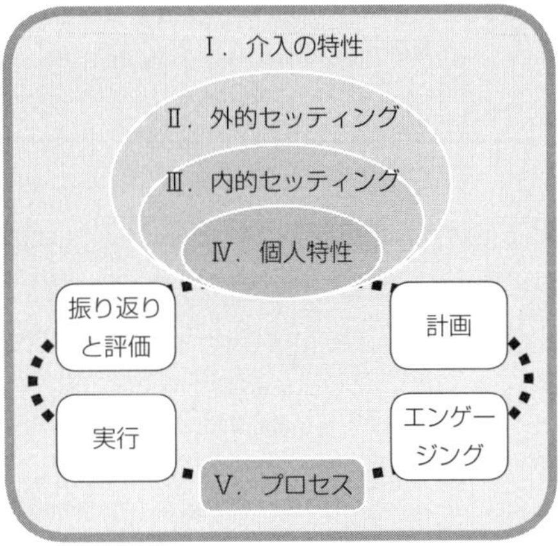

（文献17を参考に作成）

図11-1　実装研究統合フレームワーク（CFIR）

「プロセス（介入プログラムが，個人レベルと組織レベルで計画通りに実施されるようにするための積極的な活動のプロセス）」という５つの領域と39の構成概念から構成されている（図11-1）。本章ではその中の「介入の特性（介入プログラムの性格）」（表11-1）に焦点を当てて，筆者らの研修動画について振り返ってみたい。

A．介入の出処

介入プログラムは，現場から自発的に発生する場合と外部組織（業者や研究グループなど）によって開発される場合があるが，介入が自発的か外発的かいずれかについての主要ステークホルダー（介入の実装に関わりうるあらゆる人，コミュニティ，組織のこと）の認識は，実装の成功に影響を与えることがあるとされる。自発的ニーズの解決策になりうる介入にするためにも，上述のPPIが重要と考えられる。

表11-1　CFIRの介入の特性（Intervention Characteristics）

	構成概念	概略
A	介入の出処 Intervention Source	介入の開発が外発的なものか自発的なものかについての，主要なステークホルダーの認識。
B	エビデンスの強さと質 Evidence Strength & Quality	介入が望ましいアウトカムをもたらすという信念を裏づける，エビデンスの質および妥当性に関するステークホルダーの認識。
C	相対的優位性 Relative Advantage	代わりの解決策と比較した，介入を実装することの強みについてのステークホルダーの認識。
D	適応性 Adaptability	現場のニーズを満たすために，介入の適応やカスタマイズ，洗練化，見直しが可能である程度。
E	試験可能性 Trialability	介入を組織で小規模に試験し，さらに，妥当な場合には，その逆行（実装を取り消すこと）ができること。
F	複雑性 Complexity	実装の困難さについての認識（期間，適用範囲，急進性，破壊性，中心性，実装に必要な複雑さと手順数を反映）。
G	デザインの質とパッケージング Design Quality & Packaging	介入がうまくまとめられており，提示，組み立てが優れていることに関する認識。
H	費用 Cost	介入に要する費用，および投資，供給，機会費用を含む介入の実装に関連する費用。

https://www.radish-japan.org/resource/cfirguide/index.htm

B. エビデンスの強さと質

ステークホルダーにとって，介入が望ましい結果をもたらすという信念を裏づけるエビデンスがあることが望ましい。ただ，ここでのエビデンスは学術論文だけでなく，同僚からの経験談，同業者からの情報，患者の体験，現場での事前テストの結果なども含まれる。つまり，介入（研修）を体験した人のポジティブな感想や体験談の収集・共有が重要である。

筆者らの取り組みでは，TICをすでに学んでいた精神科看護師に研究協力者として研究チームに入っていただき，彼女が師長を務める精神科医療機関で最初の介入研究を行い，彼女に同僚の看護職員にTIC研修のポジティブな意義を伝える役割も担っていただいた。

なお，学術的なエビデンスはまだ出すことができていない。この点に関しては，動画研修が精神科看護師の知識・態度の向上やバーンアウトの軽減に有効かどうか，隔離・身体拘束の減少に有効かどうかを検討する２つの非ランダム化比較試験を実施中であり[12)13)]，精神科看護師の知識・態度の向上やバーンアウトの軽減に関してはすでに予備的な結果が得られている。今後論文として報告する予定である。

C．相対的優位性

代わりの解決策と比較して，この介入プログラムが有効性や効率において優れていることを認識していれば，実装は成功する可能性が高いとされている。たとえば外部の機関が実施する研修に各医療機関から数名ずつが参加する形式と比較すると，筆者らの取り組みでは自分の所属する医療機関で病棟勉強会や勤務時間外に動画を視聴でき，より効率的と認識される可能性があると考えている。

D．適応性

現場のニーズを満たすために，介入プログラムのカスタマイズ・見直しがある程度可能であると実装が進みやすいと考えられている。筆者らの取り組みでは，病棟勉強会でも使えるように１回あたり15～20分の動画を作成するとともに，動画以外のコンテンツとしてTICのガイダンスおよび動画研修を振り返ることができる勉強会用の資料も作成し，各病棟が動画以外の方法で研修できるような工夫も行った。

E．試験可能性

これは，介入プログラムを組織で小規模に試験し，必要に応じて実装を取り消すことができることを意味する。筆者らの研修動画はホームページ上で視聴できるため，導入を検討している機関のステークホルダーに，実際に動画を見ていただいて導入するかどうかを決めていただくことが可能である。

F．複雑性

介入プログラムを実施するのに必要な手順数や，介入プログラムを受ける対象者などが複雑でないほうが実装されやすいとされている。筆者らの取り組みでは，ホームページ上の動画を見る際にパスワードが必要であるが，その他には受講者（看護師）にとっては複雑な点はない。医療機関にとっては，次節の「デザインの質とパッケージング」で述べるように，院内から外部のホームページが視聴できない場合，その対応が複雑となる可能性がある。

G. デザインの質とパッケージング

介入の提示の方法が優れていると実装されやすいとされている。筆者らの研修動画はホームページ上にアップロードされており，個人のスマートフォンやタブレットからでも視聴できるが，インターネットセキュリティの厳しい病院内からは外部のホームページが視聴できないことがある。そのため現在実施中の研究では，院内のイントラネットで動画を見れるようにしたり，各病棟にタブレット１台を配布して勤務時間外でも視聴できる環境を整えたりした。

H. 費用

介入の費用および介入実装に関連する費用（金銭的な費用以外も含む）は，実装と負の関連があるとされている。筆者らの取り組みでは厚労科研の研究費で動画を作成しており，受講者の費用負担はない。ただ，無料であることは実装の促進要因にはならないことも指摘されているため，費用面以外で実装を促進するための実装戦略を検討する必要はある。

４．研修受講後の精神科看護師の反応

筆者らの研究チームの研究協力者で，最初の介入研究の実施施設である精神科医療機関の看護師長から，下記のようなフィードバックが得られた。少し長くなるが，そのまま引用する。

「TIC という共通の概念を持つことによって，確実に病棟に変化は起きている。まず，患者さんの言動やスタッフの言動に対して，『こころのケガ』という言葉でフィードバックしていることがあり，それぞれの傷つき体験を認め合う体験になっているように思う。また，たとえば，身体的な虐待の体験がある

患者さんに不用意に触らないようにしたり，大きな物音に敏感な患者さんに対して音への配慮をしたり，一緒に対処方法を考えたりするなど，トラウマ体験のある患者さんに対して，再トラウマ体験とならないよう個人が気を付けるようになり，チームでその情報を共有するようにもなった。また，被虐待歴のある患者さんがいたり，対応の難しい問題行動のある患者さんがいたりする時に，『今こそトラウマメガネをかけないとね』とスタッフ同士で話している姿がみられるようになった。このメガネという表現はチームに浸透しやすく，さらに派生して『発達障害メガネ（発達障害の方の世界や体験を慮るメガネ）』や『新人看護師メガネ（新人看護師の心情を慮るメガネ）』の登場にもつながり，メガネの交換や使い分けが忙しいねといったやりとりもみられた。共通して言えることは相手の立場に立って考えてみるという基本的でありながらも忘れがちなことを意識的に行えるようになるのである。

そして，一番大切なことは，患者さんの話を十分に聞き，丁寧な説明をすることで，強制的な手段を用いることが格段に減っている。現状では，隔離や身体拘束を全くせずに治療を行うところまでは実現できていないのだが，そのような行動制限を用いる場合にも，患者さんの話を傾聴し，気持ちを慮り，それを言語化し，必要な説明をすることで，看護師は敵ではなく，味方であり，力になりたいと思っているのだということを患者さんにわかってもらうプロセスを積み重ねることが出来る。その積み重ねが，隔離や身体拘束の最小化には必須であると私は思っている」[14]

「病棟の価値観や雰囲気は揺れ動きやすく，油断すると患者さんに対して抑圧的な雰囲気になってしまう。しかも，そうなる時はあっという間である。とくに精神科急性期治療病棟は，複雑な問題を抱え精神的にも極めて不安定な患者さんが多いため，思うように治療が進まず，事態が改善していかないこともある。そのため，病棟がネガティブな感情の容器となることも多々あり，個人だけでなく，チームとして，組織としてそのような状況に耐えうる力，つまりネガティブ・ケイパビリティ（答えの出ない事態に耐える力）を持つことが必要になる。TIC はそれを支えるものとなるのではないかと思う」[14]

ここまでの変化は筆者らが期待していた以上のものであり，まさに望外の喜びであった。

5．今後の課題

本章ではTICを精神科医療機関に普及しようとする筆者らの取り組みを紹介してきたが，筆者らの取り組みはまだ緒に就いたばかりである。

今後のさらなる普及に向けて，研修動画の有効性を学術的に示しつつ，受講者の方々からのフィードバック等を参考にしてプログラムを改善・充実させることが望ましいと考えられる。また，将来的には精神科看護等の専門職の養成プログラムにTICが組み込まれると，全国的な普及につながると思われる。

一方，人手不足や，支援者の安全が保障されていない環境などのため，TICの考えに基づいた実践を行いたくても行えない現場も少なくないかもしれない。精神科以外の一般病床に比べて，精神病床には医師は３分の１，看護職員は75％でよいとする精神科特例が日本にはまだあり，議論が必要と思われる。

また，PTSDなどのトラウマ関連疾患の専門的治療を行うことができる機関が近くにあるかどうかが，その地域でのTICの普及に影響を与えうるとの意見もあり，TICの考えを社会全体に広めていくだけでなく，専門的治療を行える臨床家の養成も同時に必要であろう。

そして最終的には，精神科医療機関にかかわらず，ごく自然にTICの視点をもつ人が社会に増えていくことが望まれる。米国では，2017年にTICを推進するための法律が制定され[2)]，TICに関する省庁間タスクフォースをつくること，タスクフォースによる技術支援の提供，米国疾病予防管理センター（CDC）がACEsに関するデータを収集し報告するよう各州に奨励しなければならないこと等が定められ，国や各州のレベルでTICの実践が進められている。日本でも国のレベルでTICが推進されていく時代がくることを願う。

付記：この研究は，厚生労働科学研究費補助金（障害者対策総合研究事業）「精神保健医療福祉施設におけるトラウマ（心的外傷）への対応と実態把握と指針開発のための研究（研究代表者 西大輔）」によって行われた。

〔文 献〕

1）Borckardt JJ, Madan A, Grubaugh AL et al：Systematic investigation of initiatives to reduce seclusion and restraint in a state psychiatric hospital. *Psychiatr Serv* 62：477-483, 2011

2）Congress Lo. H.Res.443 - Recognizing the importance and effectiveness of trauma-informed care（https://www.congress.gov/bill/115th-congress/house-resolution/443）

3）Damschroder LJ, Aron DC, Keith RE et al：Fostering implementation of health services research findings into practice: a consolidated framework for advancing implementation science. *Implement Sci* 4：50, 2009

4）Glanz K, Rimer BK, Viswanath K（eds）: *Health Behavior: Theory, Research, and Practice. 5th ed.* Wiley, 2015（木原雅子，加治正行，木原正博訳：健康行動学—その理論，研究，実践の最新動向．メディカル・サイエンス・インターナショナル，2018）

5）Hale R, Wendler MC：Evidence-Based Practice: Implementing Trauma-Informed Care of Children and Adolescents in the Inpatient Psychiatric Setting. *J Am Psychiatr Nurses Assoc* 1078390320980045, 2020

6）Huckshorn KA：Reducing seclusion restraint in mental health use settings: core strategies for prevention. *J Psychosoc Nurs Ment Health Serv* 42：22-33, 2004

7）Huckshorn KA（杉山直也，野田寿恵，吉浜文洋訳）：精神保健領域における隔離・身体拘束最小化(3)第二部．精神科看護 37：49-53, 2010

8）国立研究開発法人日本医療研究開発機構：患者・市民共同参画（PPI）ガイドブック．2019（https://www.amed.go.jp/ppi/guidebook.html）

9）厚生労働科学研究費補助金（障害者政策総合研究事業）「精神保健医療福祉施設におけるトラウマ（心的外傷）への対応の実態把握と指針開発のための研究」研究班：Trauma Lens こころのケガに配慮するケア（https://traumalens.jp/）

10）日本精神科救急学会監修，平田豊明，杉山直也編：精神科救急医療ガイドライン 2015 年版．へるす出版，2015（https://www.jaep.jp/gl/2015_all.pdf）

11）Niimura J, Nakanishi M, Okumura Y et al：Effectiveness of 1-day trauma-informed care training programme on attitudes in psychiatric hospitals: A pre-post study. *Int J Ment Health Nurs* 28：980-988, 2019

12）西大輔，小竹理紗：精神科看護師向けのトラウマインフォームドケア動画研修の効果検証：混合研究法を用いた非ランダム化比較試験（https://center6.umin.ac.jp/cgi-open-bin/ctr/ctr_view.cgi?recptno=R000050722）

13）西大輔，三宅美智，臼田謙太郎：トラウマインフォームドケアの精神科入院患者処遇改善に対する有効性の検討（https://center6.umin.ac.jp/cgi-bin/ctr/ctr_view_reg.cgi?recptno=R000052343）

14）大津絵美子，小竹理紗，宮本有紀他：精神科医療機関でのトラウマインフォームドケアの実践．精神科 41：437-441, 2022

15）Purtle J：Systematic Review of Evaluations of Trauma-Informed Organizational Interventions That Include Staff Trainings. *Trauma Violence Abuse* 21：725-740, 2020

16）SAMHSA's Trauma and Justice Strategic Initiative：SAMHSA's Concept of Trauma

and Guidance for a Trauma-Informed Approach. 2014（https://www.nasmhpd.org/sites/default/files/SAMHSA_Concept_of_Trauma_and_Guidance.pdf）
17）内富庸介監修：実装研究のための統合フレームワーク―CFIR．保健医療福祉における普及と実装科学研究会，2021（https://www.radish-japan.org/files/CFIR_Guidebook2021.pdf）

第12章

トラウマ専門治療機関からみるトラウマインフォームドケア

田中英三郎

1．精神科臨床の現場でTICは優先課題であろうか？

本章を始めるにあたって，筆者のバックグラウンドを簡単に紹介しておきたい。筆者は内科臨床を経て，その後，総合病院精神科，単科精神科病院，精神科クリニックなどで成人の精神科臨床を経験してきた。そこでは，統合失調症や双極性障害をはじめとする精神病，不安障害や強迫性障害などの神経症，器質性精神障害，認知症，摂食障害など幅広い疾患の対応にあたった。しかし，心的トラウマや心的外傷後ストレス障害（PTSD）が主訴・主病名として来院された方は数える程度しか思い出せない。その後，児童思春期精神科を専門とする病院で診療に従事する機会を得て，数多くの子ども虐待の事例に遭遇した。当時は，子どもたちが受けたトラウマをケアするという視点は十分に持ち合わせておらず，いかに虐待から子どもたちを守る環境を社会的に調整するかというケースマネジメントに重きを置いていた。こういった筆者の臨床経験を一般化することはできないが，ミッドキャリアの精神科医としてありうる1つのパターンではないかと考える。

トラウマケアの必要性を痛感するようになったのは，兵庫県こころのケアセンターに赴任し，災害・事件・事故・虐待などさまざまなトラウマ体験をもった方の支援にあたるようになってからである。兵庫県こころのケアセンターは，

1995年の阪神淡路大震災で被災された方の心理支援を使命として立ち上がった組織が発展してできたトラウマとPTSDの専門機関である。附属診療所は精神科外来機能を有しており，PTSDの専門的な心理療法が提供されている。そこで筆者も主治医として，トラウマを抱えてPTSDに苦しむ方へ，主に認知行動療法に基づく構造化された治療を提供してきた。明確なPTSD症状を有する方に，その原因となるトラウマ体験に焦点化した心理療法を提供した結果，PTSD症状が緩和するというのは当然のことかもしれない。しかし，兵庫県こころのケアセンターでの臨床経験を通して気づいたことは，トラウマの一次表現型は，必ずしもPTSD症状とは限らないということである。以下，筆者の臨床経験をもとに作成した架空事例を提示する。

【事例】25歳，女性，会社員

仕事からの帰宅途中に人気のない夜道で強制性交被害にあった。事件後，半年間はこれまで通り仕事を続けていたたが，ひどい肩こりと頭痛に悩まされるようになり内科を受診した。器質的な異常所見は認められず，対処療法を受けていた。その後，次第に気分の落ち込み，集中力低下，過呼吸，不眠などを認めるようになった。うつ病を疑われて，心療内科を紹介受診し，抗うつ薬による治療を受けた。外来治療を継続するが，うつ症状の改善は乏しかった。事件後1年程度経って性被害を主治医に打ち明けた。そこで，PTSDの精査加療目的で専門機関を受診した。性被害の記憶に関するフラッシュバック，悪夢，回避，過覚醒などを認めたため，持続エクスポージャー法（PE療法）を実施し，PTSD症状の改善とともにうつ症状や頭痛などの身体症状の改善も認めた。

本事例では，トラウマ体験がまず身体症状として表出された。人は危機的な状況にさらされると，交感神経が緊張し臨戦態勢をとる。強烈なトラウマ体験後は，この交感神経の過活動が解除されずに，終始過緊張となりうる。無意識的に，筋緊張が緩められない状態が続くと，頭痛や肩こりが出現するのは容易に想像できるであろう。こういった体の症状は自覚しやすく訴えやすいため，トラウマを抱えた方が最初に身体科を受診するというのはおおいにありうる。

一方，トラウマ体験は気分にも悪影響を及ぼし，うつ症状を引き起こしうる。実際，PTSDとうつ病は高い合併率が報告されている[38]。しかしながら，トラウマ体験がうつ病の根幹にある場合，当然ながら抗うつ薬の効果は限定的となる。逆に，トラウマ体験を心理療法により適切に処理することで，本事例のように，うつ症状も同時に改善することはしばしば認められる。また筆者の臨床経験では，提示した架空事例以外にも，パニック発作やアルコール依存がトラウマ体験の一次表現型となった事例もあった。こういった事例では，本事例のうつ病と同様に，通常のパニック障害やアルコール依存症に対する治療方針が奏功せず，難治性となることが多い。

翻って，これまでの成人の精神科臨床の現場で，筆者が出会ってきた難治性の精神疾患の方の中には，このように過去のトラウマ体験が関連していた方も多く含まれていたのではないかと考えるようになった。トラウマを抱えている方は，そうでない方に比べれば精神健康状態が悪く，結果として精神医療に何らかの形でつながっている可能性が高いということは容易に想像できる。しかし，日本で一般精神科外来に通院している患者のどれくらいがトラウマ体験を抱えているのか，また，そのトラウマ体験を抱えた方のどれくらいが現在症としてのPTSDを有しているのかといった疑問に答える調査報告は限定的であった。そこで市中の精神科クリニックの協力を得て「精神科診療所受診患者における逆境的小児期体験と生涯トラウマ体験の頻度およびPTSD症状に関する横断調査」を実施した[39]。

2．背　景

近年，逆境的小児期体験（ACEs）や生涯を通じた災害，事故，暴力，性被害，戦争などの潜在的トラウマ体験（potentially traumatic events：PTEs）が，神経発達や免疫に悪影響を与えて，慢性的な身体疾患や精神健康上の問題を引き起こすことが明らかになっている[13][18][32]。

米国で実施されたACEsに関する研究によると，61％の成人が18歳までに暴力，虐待，ネグレクト，暴力の目撃，家族の自殺（未遂），家庭内での薬物乱用，精神疾患，親との分離，家族の服役などのうち少なくとも1つを経験し，

6人に1人は4種類以上のACEs体験をもっていた[12]。ACEsが4種類以上ある人はそうでない人に比べて，抑うつや不安のリスクが3～6倍，薬物乱用が7倍，自殺未遂が30倍，糖尿病が1.5倍，循環器・呼吸器疾患やがんが2～3倍になると報告されている[19]。日本の疫学調査でも，12種類のACEs（親の死別／離婚／別離，家族の精神疾患／物質乱用／犯罪，家庭内暴力，身体的虐待，性的虐待，ネグレクト，身体疾患，経済的困難）のうち，1つでも体験している成人は約32％であった[15]。また，3種類のACEsがある人はACEsのない人と比べて，何らかの精神疾患を有するリスクが2.5倍であった[15]。さらに日本の高齢者を対象とした調査では，ACEsが活動能力機能の低下や身体疾患（がん，糖尿病）とも関連していることが明らかになった[3][4]。

生涯を通じたPTEsの頻度はさらに高く，全世界で70％以上の人々が何らかのPTEsを経験していると推定されており[8]，日本の調査でもPTEsの体験頻度は60％であった[23]。もちろん，PTEsを体験した人すべてが，PTSDなどの精神疾患を発症するわけではない。PTEsの内容や強度，診断のタイミング，その他人口動態因子の違いによってPTSDの発症率は異なるが，最近の系統的レビューによるとPTEsを体験した2～18歳の子ども／青年の約16％がPTSDを発症すると推定されており，中でも虐待などの対人間で生じるPTEsを体験した子ども／青年のPTSD発症率は約25％に上ると報告されている[1]。ACEsやPTEsの頻度の高さとその心身への影響の大きさを考えると，精神科を含む医療機関への相談者の多くがACEsやPTEsを有していると考えるべきであろう。筆者らは，本研究の仮説を「日本の一般精神科外来通院患者は，一般人口と比べてACEsおよびPTEsの頻度が高い」と設定した。実際，海外の報告では精神科外来患者の40～70％が身体的もしくは性的な虐待を受けていたことや[11][26]，物質使用障害で通院中の男性患者の実に98％が少なくとも1つACEsをもっていたことが明らかになっている[30]。さらにACEsスコアが高いほど，抗うつ薬，抗不安薬，抗精神病薬が処方されることが多いといわれているが[5]，ACEsがない患者と比べると薬物療法への反応性は不良のようである[31]。また，ACEsやPTEsに十分な注意を払わずに医療者が対応してしまうと，再トラウマ化を起こす可能性もある。たとえば，精神科医療における隔離拘束，強制的な対応，侵襲的な処置などがその危険性をはらむ[22]。したがって，精神科医療者はACEsやPTEsに十分な注意を向ける必要がある。

日本の精神科医療機関受診者を対象にしたACEsやPTEsの調査としては，53名の精神科入院患者中31名（58.5%）に少なくとも1つACEsが認められたという報告[24]や，依存症外来の初診患者437名を対象にACEsと物質使用障害の関連を報告[20]したものがあるが，一般精神科外来通院患者に関する調査は見当たらない。そこで本研究の目的は，①一般精神科診療所の外来通院患者でACEsおよびPTEsを少なくとも1つ有するものの割合を一般人口の推定値（ACEs 32%，PTEs 60%）[15,23]と比較，② ACEsおよびPTEsの内容別頻度の探索，③ PTEsを有する患者におけるPTSDハイリスク群の割合の探索とした。また補助的に，臨床診断別のPTSDハイリスク群の割合，被虐待歴とPTEsやPTSDハイリスク群の関連も調べた。

3．方　法

⑴ 研究デザイン

本研究は，研究協力同意が得られたZ自治体のA，Bクリニックの診療記録の二次的データ解析である。

⑵ 対　象

X年Y月の1ヵ月間に，A，Bクリニック外来を受診した18歳以上（N = 1058）で，兵庫県こころのケアセンターへ研究目的のデータ提供同意が得られた患者（N = 1011，同意率96%）のうち臨床診断が確定した1008人を対象とした。提供されたデータの内容は，性別，調査時の年齢，臨床診断，ACEs，出来事チェックリストDSM-5版（Life Events Checklist for DSM-5：LEC-5），改訂出来事インパクト尺度日本語版（Impact of Event Scale-Revised：IES-R）であった。

⑶ 調査項目

①臨床診断

主治医が本データ提供時にこれまでの診療記録からICD-10の診断基準に基

づき主診断を1つだけ付記した。後述するACEs，LEC-5，IES-Rのデータはこの臨床診断を下す際には利用されていない。

②ACEs

米国疾病予防管理センター（CDC）とKaiser Permanteが実施した一連のACEs研究で用いられた10の質問を用いた[12)14)]。18歳までに体験した，心理的虐待，身体的虐待，性的虐待，心理的ネグレクト，身体的ネグレクト，両親の離婚や別居，母への暴力（面前DV），家族のアルコール／薬物依存，家族の精神疾患や自殺，家族の服役に関して，それぞれの有無を確認している。さらに対象者のACEs数を合計し，ACEsスコアを算出した。ACEs質問票の日本語版は坪井が作成し，妥当性と信頼性が報告されている[41)]。

③LEC-5

LEC-5は，自記式質問票でPTEsをスクリーニングするために開発された。16種類の出来事（自然災害，火事や爆発，交通事故，深刻な事故，毒性物質への曝露，身体的暴力，武器を使った暴力，性的暴力，意に反した不快な性的体験，戦争や戦場体験，監禁，命にかかわる病気やケガ，人間としての重大な苦痛，突然の暴力的死，突然の事故死，自分が原因で他人に深刻なケガや障害・死を招く）と，その他のとてもストレスとなった出来事に関して，これまでの人生における直接体験，目撃，伝聞のそれぞれの有無を確認している。LEC-5は生涯トラウマ体験に関する情報を体系的に収集するためのものであり，正式なスコアリングの方法は定められていない[43)]。本研究では，すべての種類のトラウマ体験の合計数，体験様式ごとの合計数を算出した。

④IES-R

LEC-5で少なくとも1つPTEsを有するものは，最もつらかった出来事に関して，最近1週間のPTSD症状をIES-Rを用いて確認した。IES-Rは，米国のWeissらが開発したPTSD症状を測定するための自記式質問票であり，侵入症状8項目，回避症状8項目，過覚醒症状6項目の計22項目より構成されている。IES-R日本語版は，Asukaiらによって信頼性と妥当性が確立されており，カットオフ値が25点以上と定められている[7)]。本研究でも，LEC-5で少なくとも1つPTEsを有し，かつIES-Rで25点以上を示したものをPTSDハイリスク群とした。

⑷ 分　析

対象者の基本属性に関しては，記述統計でその特徴を明らかにした。連続変数（年齢，ACEs スコア，PTEs 数，IES-R スコア）は，ヒストグラムを作成し正規分布していないことを視覚的に確認した。したがって，中央値と四分位値で要約した。二値変数は人数と割合で要約した。次に，ACEs と PTEs の内容別の頻度を明らかにした。また，ACEs と PTEs のそれぞれ少なくとも 1 つを有する割合が，日本の一般人口のデータ（ACEs 32%，PTEs 60%）と異なるか否かを One Sample Proportion Test で検定した。さらに，少なくとも 1 つ PTEs を有するもの（N = 888）から臨床診断で PTSD（F43.1）が確定した 6 名を除いた 882 名のうち IES-R に欠損値のない 709 名を対象に，PTSD ハイリスク群の割合を算出した。また，臨床診断ごとの PTSD ハイリスク群の割合も示した。加えて，ACEs で何らかの虐待歴（心理的虐待，身体的虐待，性的虐待，心理的ネグレクト，身体的ネグレクト）を有する群（N = 461）と有しない群（N = 509）に分けて，PTEs 数の差を Wilcoxon rank-sum 検定で，PTSD ハイリスク群の割合の差を χ^2 検定で分析した。分析に，STATA ver. 16（Stata Corp, Union Station, Texas, USA）を使用し，両側 P 値で 0.05 未満を統計的有意差ありと判断した。

⑸ 倫理的配慮

本研究は，兵庫県こころのケアセンターの倫理審査委員会の承認を経て実施した。対象者には，口頭と文書で説明を行い，情報提供に関する同意を得たうえで，個人情報の保護に配慮して研究を実施した。

4．結　果

⑴ 研究参加者の特徴

対象者の基本属性を表 12-1 に示した。年齢の中央値［四分位値］は 41 歳［31，52］であった。性別は女性が 6 割であった。臨床診断に関しては，気分障害（F3）が 36% と最多であり，神経症性障害（F4）が 20%，心理的発達の障害（F8）が 19% と続いた。

表 12-1　基本属性（N＝1008）

	人数	%
年齢		
10～20 代	211	21
30 代	270	27
40 代	220	22
50 代	177	18
60 代	84	8
70 代以上	46	5
性別（女性）	602	60
臨床診断*		
F0	6	1
F1	7	1
F2	152	15
F3	361	36
F4	199	20
（F4 のうち，F43.1）	（6	1）
F5	9	1
F6	35	3
F7	25	2
F8	188	19
F9	26	3

* ICD-10 に準じた単一診断である

表 12-2　ACEs の内容別の頻度（N＝1008）

順位	内容	人数	%
1	心理的虐待	317	33
2	心理的ネグレクト	262	27
3	両親の離婚や別居	241	25
4	身体的虐待	242	25
5	家族の精神疾患や自殺	221	23
6	性的虐待	139	14
7	母への暴力（面前 DV）	125	13
8	家族のアルコール／薬物依存	119	12
9	身体的ネグレクト	101	10
10	家族の服役	26	3

内容別の欠損値：順位（欠損数），1（41），2（41），3（36），4（31），5（41），6（31），7（35），8（39），9（37），10（31）
それぞれの内容の有無を問うたため，複数回答である

(2) ACEs

ACEs スコアの中央値［四分位値］は 1［0，3］，欠損数は 81（8％）であった。ACEs スコアの分布は，0（39％），1（19％），2（13％），3（10％），4 以上（19％）であった。対象者（N = 927）の 61％が少なくとも 1 つ ACEs をもっており，これは一般人口（32％）と比べて有意に高い値であった（P < 0.001，95％信頼区間［58，64］）。ACEs の内容別の頻度を表 12-2 に示した。多く認められた内容は，心理的虐待（33％），心理的ネグレクト（27％），両親の離婚や別居（25％），身体的虐待（25％），家族の精神疾患や自殺（23％）であった。

(3) PTEs

PTEs数の中央値［四分位値］は，総数4［2，7］，直接体験2［1，4］，目撃0［0，1］，伝聞1［0，2］であった。対象者（N = 1008）の88%が，少なくとも1つPTEsを体験しており，これは一般人口（60%）と比べて有意に高い値であった（P < 0.001，95%信頼区間［86，90］）。PTEsの内容別と体験様式別の頻度を表12-3に示した。直接体験したPTEsの内容として多く認められたものは，自然災害（54%），その他のとてもストレスとなった出来事（54%），身体的暴力（31%），人間としての重大な苦痛（26%），交通事故（24%），性被害（性的暴力9%，意に反した不快な性的体験16%）であった。目撃したPTEsの内容として多く認められたものは，火事や爆発（24%），交通事故（16%），命にかかわる病気やケガ（10%），自然災害（10%），身体的暴力（7%），深刻な事故（5%）であった。聞き伝えられたPTEsの内容として多く

表12-3　生涯トラウマ体験（PTEs）の頻度（N＝1008）

	直接体験		目撃		伝聞	
	人数	%	人数	%	人数	%
自然災害	548	54	96	10	159	16
火事や爆発	38	4	245	24	138	14
交通事故	238	24	164	16	210	21
深刻な事故	67	7	54	5	118	12
毒性物質への曝露	20	2	10	1	78	8
身体的暴力	312	31	73	7	83	8
武器を使った暴力	56	6	25	2	73	7
性的暴力	90	9	7	1	94	9
意に反した不快な性的体験	165	16	16	2	76	8
戦闘や戦場体験	4	0	7	1	91	9
監禁	19	2	11	1	58	6
命にかかわる病気やケガ	137	14	103	10	133	13
人間としての重大な苦痛	262	26	40	4	59	6
突然の暴力的死	28	3	28	3	156	15
突然の事故死	18	2	22	2	152	15
自分が原因で他人に深刻なケガや障害，死を招く	42	4	7	1	43	4
その他のとてもストレスとなった出来事	548	54	43	4	54	5

それぞれの内容の有無を問うたため，複数回答である

認められたものは，交通事故（21％），自然災害（16％），突然の暴力的死（15％），突然の事故死（15％），火事や爆発（14％）であった。また，被虐待歴を有する群（中央値6，四分位値［3，9］）は有しない群（中央値3，四分位値［1，5］）に比べて有意にPTEsの総数が多かった（$P < 0.001$）。

表12-4　臨床診断別のPTSDハイリスク群の割合

		PTSDハイリスク群	
		該当	%
全体	(N=709)	366	52
F0	(N=4)	2	50
F1	(N=6)	3	50
F2	(N=97)	53	55
F3	(N=258)	136	53
F4	(N=141)	76	54
F5	(N=7)	5	71
F6	(N=20)	16	80
F7	(N=18)	7	39
F8	(N=140)	63	45
F9	(N=18)	5	28

少なくとも1つPTEsを有するもので，最もつらかった出来事に関してIES-Rが25点以上であったものをPTSDハイリスク群とした

⑷ PTSDハイリスク群

IES-Rスコア（N = 709）の中央値［四分位値］は27［8，47］であり，PTSDハイリスク群は366人（52％）であった。また，臨床診断ごとのPTSDハイリスク群の人数と割合を表12-4に示した。F5が71％，F6が80％とPTSDハイリスク群の割合が高めであった。F5の下位診断は，全員摂食障害（F50）であった。F6の下位診断は，20名中16名が情緒不安定性パーソナリティ障害（F60.3）であり，その他は，非社会性パーソナリティ障害（F60.2），不安性パーソナリティ障害（F60.6），病的賭博（F63.0），自我異和的な性の方向づけ（F66.1）であった。また，被虐待歴を有する群は有しない群に比べPTSDハイリスク群の割合が有意に高かった（70％ vs 32％，$P < 0.001$）。

5．考　察

これまで，海外の先行研究が示すように，わが国の一般精神科診療所外来を受診する患者においても，その多くがACEsやPTEsを有しているだろうと推測はされていた。しかし，これらの臨床群を対象とした調査は，筆者らの知る限り報告されていない。本研究では，わが国の一般精神科診療所外来を受診する患者の61％が少なくとも1つACEsをもっており，88％が少なくとも1つPTEsを有していることが明らかになった。これらは一般人口と比べて有

意に高い割合であった。さらに，少なくとも１つPTEsをもっている患者の52%が，PTSDハイリスク群に該当することも判明した。

⑴ ACEs

日本の一般人口を対象とした調査結果[15]と比較すると，少なくとも１つACEsをもつものは約２倍（本研究61%／一般人口32%）であり，ACEsを有する患者がいかに多く精神科外来を利用しているかがわかる。本研究と一般人口に対する調査では，ACEsの質問項目数が異なる（本研究10項目／一般人口12項目）ため，比較には注意が必要である。しかし，一般人口を対象とした調査のほうが調査項目が多いことから，調査不足により過大な差が生じたとは考えにくいであろう。

ACEsの内容に注目すると，児童虐待が多く認められていた。実際，日本の一般人口を対象とした疫学調査[40]と比較すると，心理的虐待（本研究33%／一般人口４%），ネグレクト（本研究10～27%／一般人口0.8%），身体的虐待（本研究25%／一般人口３%），性的虐待（本研究14%／一般人口0.6%）と，約10倍の差が認められていた。これまでの系統的レビューの結果[16][25]からも児童虐待とPTSD，うつ病，不安症，統合失調症，物質使用障害などさまざまな成人期の精神疾患との関連が一貫して示されている。本研究でも先行研究[9][27]と一致して，被虐待歴を有する群は，より多くのPTEsを体験しPTSDハイリスク群に該当する割合が高かった。したがって，虐待を受けている子どもへの公衆衛生的な早期介入とともに，被虐待歴を有し成人の精神科外来を受診する患者へのトラウマを念頭に置いた心理的介入[29]のさらなる拡充が必要であると考える。また本研究では，両親の離婚や別居と家族の精神疾患も多く認められた。先行研究でも，前者は成人期のうつ病，後者はPTSDや精神病様体験などとの関連が示されている[28][36][42]。離婚や家族の精神疾患は，家庭の機能低下と養育環境の悪化を介して成人期の精神疾患のリスクを高めうる可能性があり，ひとり親家庭などへのさらなる支援が必要ではないかと考える。

⑵ PTEsとPTSD

日本の一般人口を対象とした先行研究[23]と比較すると，少なくとも１つ

PTEsをもつものは約1.5倍（本研究88％／一般人口60.7％）であった。本研究のPTEsでは，自然災害の被災（54％）が最も多く認められており，一般人口の10倍（一般人口5.4％）にも達する。また，身体的暴力（本研究31％／一般人口16.5％）と性被害（本研究9～16％／一般人口4.3％）も一般人口の約2倍であった。自然災害の被災者に対する精神医学的な支援の重要性は阪神淡路大震災以来広く認知されているが，一般的には自然災害などの偶発的なPTEsより犯罪などの故意のPTEsのほうがPTSD発症のリスクが高いため[23]，犯罪被害者へのさらなる支援が必要であろう。

本研究では，PTEsを有するものの半数以上がPTSDのハイリスク群に該当したが，一般人口調査では生涯PTSD診断が1.3％，過去12ヵ月PTSD診断が0.7％であり，大きな乖離が認められた。この乖離の要因としては，調査方法の違いや欠損値の影響が考えられる。一般人口を対象とした先行研究ではPTSD診断のために構造化面接を使用しているが，本研究では自記式質問票を用いた。最もつらかった出来事を対象者自身が選んでPTSD症状に関する自記式尺度に答える場合は，PTSD症状の評価がそのトラウマ的出来事に焦点化されず不安や抑うつなど他の精神症状の影響で過大評価される可能性がある[10)44]。さらに，社会機能障害が考慮されていないこともPTSDの過大評価につながる可能性がある[44]。また本研究では，IES-Rの欠損数は対象者の20％と無視できない大きさであった。そこで感度分析として，20％の欠損者がすべてPTSDハイリスク群ではなかったと仮定し，かつ先行研究[13]より社会機能障害を加えることでPTSD診断率が8％から5％に減少した（60％過大に評価されていた）ことを考慮して過大評価を補正した。すると，本研究でのPTSDハイリスク群は24％と推定された。つまり，最も楽観的かつ保守的にみても，本研究参加者の4人に1人がPTSDハイリスク群に該当している可能性が示された。

また，診断別のPTSDハイリスク群に目を向けると，パーソナリティ障害や摂食障害に多い傾向が認められた。先行研究からは情緒不安定性パーソナリティ障害とPTSDの関連[21]やむちゃ食い障害（binge eating disorder）とPTSDの関連[35]が報告されている。ただし本研究では，臨床診断の信頼性が十分高くないことやサンプル数が少ないことから，パーソナリティ障害や摂食障害が他の診断と比べて特にPTSDを合併しやすいとはいえず，あくまで参考データとしてとらえるべきであろう。

(3) 本研究の限界

本研究にはいくつかの限界がある。第一に，対象者はコンビニエンスサンプリングにより得られた患者であるため，結果の一般化可能性には注意を要する。本研究では，ACEsとして児童虐待が，PTEsとして自然災害が多く認められた。しかし，研究を実施した診療所が，阪神淡路大震災などの大規模な自然災害を経験した地域であり，また児童虐待の人口あたりの相談件数が多い場所でもあるため[37]，これらがACEsとPTEsの頻度に影響を与えた可能性がある。一方，研究に協力いただいた診療所はいずれもトラウマ・PTSDの専門外来を標榜していないことは言い添えておく。第二に，PTEsを評価するための質問票であるLEC-5日本語版の妥当性が検証されていない点が挙げられる。実際，本研究では，直接体験したPTEsで自然災害と並んで最も多かったものが，「その他のとてもストレスとなった出来事」であり，これが本当にDSM-5やICD-11で規定されるトラウマ的出来事の基準を満たすものかどうかは不明である。今後，LEC-5などPTEsを評価する日本語版の質問票の妥当性検証が必要である。第三に，IES-Rの欠損数が20％と無視できない大きさであった。IES-Rはこれまでも日本のさまざまな疫学調査で利用されているPTSD症状評価のためのツールであるが，精神科外来通院患者に22項目の質問に答えてもらうには負担が大きかった可能性がある。今後はより簡便なPTSD症状の評価ツール開発が望まれる。第四に，対象者の臨床診断は後方視的に診療記録によりそれぞれのクリニックの主治医（計2名）によってなされているため，妥当性と信頼性に限界を有する。今後の研究では，構造化された診断面接の併用が必要である。

6．論文のまとめ

本研究はこういったさまざまな限界点は有するものの，日本の精神科外来通院患者の多くがACEsやPTEsを抱えており，しかも診断横断的にかなりの割合で現在もPTSD症状を有していることを明らかにした。Allsoppら[2]は，DSM-5の診断基準を質的に分析し，それぞれの診断カテゴリーが均一でなく重なり合う部分が多く，PTEsの影響が十分に反映されていないことを指摘している。近年ACEsやPTEsが，その後の人生に甚大な悪影響を与えることが明らかになるにつれて，トラウマの視点に立った支援が不可欠であるという考えがコンセンサスを得るようになり，TICという概念が注目されるようになってきた。

TICは，特定の治療プログラムではなく，幅広い支援の基本理念を象徴するものである。TICでは，トラウマについての理解を支援全体に組み込み，支援のすべての局面で回復を促進する状況をつくり出す[17]。その第一歩は，支援者がトラウマの影響を理解し，患者のもつトラウマ症状に気づくことから始まる[34]。日本でも福祉分野をはじめとして徐々にその実践が報告されつつあり[6]，医療機関でもACEsやPTEsに注意を向ける必要性が認識されつつある[33]。筆者らはいかなる診断カテゴリーに該当する患者であろうとも，トラウマの視点に立った支援や治療の拡充が必要であろうと考える。

7．精神科臨床における優先課題としてTIC

精神科診療所受診患者の9割近くが，過去に何らかのトラウマ体験を有しており，しかもその半数近くが現在もPTSD症状をもっている可能性があるという事実は，すべての精神保健福祉領域の臨床家にTICの視点をもった対応が必要であるということを裏づけるのではないかと筆者は考える。

付記：本研究は，JSPS科研費19H01768（研究代表者 亀岡智美）の助成を受けたものである。なお，本論文に関連して開示すべき利益相反はない。本論文の要旨は，第19回日本トラウマティック・ストレス学会で発表した。本研究への情報提供にご快諾いただいたすべての方に深く感謝を申し上げる。

〔文 献〕

1）Alisic E, Zalta AK, van Wesel F et al：Rates of post-traumatic stress disorder in trauma-exposed children and adolescents: meta-analysis. *Br J Psychiatry* 204：335-340, 2014

2）Allsopp K, Read J, Corcoran R et al：Heterogeneity in psychiatric diagnostic classification. *Psychiatry Res* 279：15–22, 2019

3）Amemiya A, Fujiwara T, Murayama H et al：Adverse childhood experiences and higher-level functional limitations among older Japanese people: results from the JAGES study. *J Gerontol A Biol Sci Med Sci* 73：261–266, 2018

4）Amemiya A, Fujiwara T, Shirai K et al：Association between adverse childhood experiences and adult diseases in older adults: a comparative cross-sectional study in Japan and Finland. *BMJ Open* 9：e024609, 2019

5）Anda RF, Brown DW, Felitti VJ et al：Adverse childhood experiences and prescribed psychotropic medications in adults. *Am J Prev Med* 32：389–394, 2007

6）浅野恭子，亀岡智美，田中英三郎：児童相談所における被虐待児へのトラウマインフォームド・ケア．児童青年精神医学とその近接領域 57：748–757，2016

7）Asukai N, Kato H, Kawamura N et al：Reliability and validity of the Japanese-language version of the impact of event scale-revised（IES-R-J）: four studies of different traumatic events. *J Nerv Ment Dis* 190：175–182, 2002

8）Benjet C, Bromet E, Karam EG et al：The epidemiology of traumatic event exposure worldwide: results from the World Mental Health Survey Consortium. *Psychol Med* 46：327–343, 2016

9）Bremner JD, Southwick SM, Johnson DR et al：Childhood physical abuse and combat-related posttraumatic stress disorder in Vietnam veterans. *Am J Psychiatry* 150：235–239, 1993

10）Breslau N, Peterson EL, Poisson LM et al：Estimating post-traumatic stress disorder in the community: lifetime perspective and the impact of typical traumatic events. *Psychol Med* 34：889–898, 2004

11）Briere J, Woo R, McRae B et al：Lifetime victimization history, demographics, and clinical status in female psychiatric emergency room patients. *J Nerv Ment Dis* 185：95–101, 1997

12）Centers for Disease Control and Prevention：Preventing Adverse Childhood Experiences（https://www.cdc.gov/violenceprevention/aces/fastfact.html）

13）Del Ben KS, Scotti JR, Chen Y-C et al：Prevalence of posttraumatic stress disorder symptoms in firefighters. *Work & Stress* 20：37–48, 2006

14）Felitti VJ, Anda RF, Nordenberg D et al：Relationship of childhood abuse and household dysfunction to many of the leading causes of death in adults. The Adverse Childhood Experiences（ACE）Study. *Am J Prev Med* 14：245–258, 1998

15）Fujiwara T, Kawakami N, World Mental Health Japan Survey Group：Association of childhood adversities with the first onset of mental disorders in Japan: results from the World Mental Health Japan, 2002–2004. *J Psychiatr Res* 45：481–487, 2011

16）Hailes HP, Yu R, Danese A et al：Long-term outcomes of childhood sexual abuse：an umbrella review. *Lancet Psychiatry* 6：830–839, 2019

17）Harris M, Fallot RD：Envisioning a trauma-informed service system: a vital paradigm shift. *New Dir Ment Health Serv* 89：3-22, 2001

18）Herzog JI, Schmahl C：Adverse childhood experiences and the consequences on neurobiological, psychosocial, and somatic conditions across the lifespan. *Front Psychiatry* 9：420, 2018

19）Hughes K, Bellis MA, Hardcastle KA et al：The effect of multiple adverse childhood experiences on health: a systematic review and meta-analysis. *Lancet Public Health* 2：e356-366, 2017

20）板橋登子，小林桜児，黒澤文貴他：小児期逆境体験が物質使用障害の重症度に及ぼす影響―不信感，被拒絶感，ストレス対処力の低下を媒介としたモデル検討．精神神経学雑誌 122：357-369，2020

21）Jowett S, Karatzias T, Albert I：Multiple and interpersonal trauma are risk factors for both post-traumatic stress disorder and borderline personality disorder: a systematic review on the traumatic backgrounds and clinical characteristics of comorbid post-traumatic stress disorder/borderline personality disorder groups versus single-disorder groups. *Psychol Psychother* 93：621-638, 2020

22）亀岡智美：トラウマインフォームドケアと小児期逆境体験．精神医学 61：1109-1115, 2019

23）Kawakami N, Tsuchiya M, Umeda M et al：Trauma and posttraumatic stress disorder in Japan: results from the World Mental Health Japan Survey. *J Psychiatr Res* 53：157-165, 2014

24）工藤紗弓：成人期以前の困難な体験がもたらす長期的な影響に関する検討．武蔵野大学平成 29 年度博士後期課程学位論文，2017（http://id.nii.ac.jp/1419/00000884）

25）Li M, D'Arcy C, Meng X：Maltreatment in childhood substantially increases the risk of adult depression and anxiety in prospective cohort studies: systematic review, meta-analysis, and proportional attributable fractions. *Psychol Med* 46：717-730, 2016

26）Lipschitz DS, Kaplan ML, Sorkenn JB et al：Prevalence and characteristics of physical and sexual abuse among psychiatric outpatients. *Psychiatr Serv* 47：189-191, 1996

27）McCutcheon VV, Sartor CE, Pommer NE et al：Age at trauma exposure and PTSD risk in young adult women. *J Trauma Stress* 23：811-814, 2010

28）McKenzie N, Marks I, Liness S：Family and past history of mental illness as predisposing factors in post-traumatic stress disorder. *Psychother Psychosom* 70：163-165, 2001

29）Melton H, Meader N, Dale H et al：Interventions for adults with a history of complex traumatic events：the INCiTE mixed-methods systematic review. *Health Technol Assess* 24：1-312, 2020

30）Naal H, El Jalkh T, Haddad R：Adverse childhood experiences in substance use disorder outpatients of a Lebanese addiction center. *Psychol Health Med* 23：1137-1144, 2018

31）Nanni V, Uher R, Danese A：Childhood maltreatment predicts unfavorable course of illness and treatment outcome in depression: a meta-analysis. *Am J Psychiatry* 169：141-

151, 2012

32) Neigh GN, Ali FF : Co-morbidity of PTSD and immune system dysfunction: opportunities for treatment. *Curr Opin Pharmacol* 29 ; 104–110, 2016

33) 日本精神科救急学会監修，平田豊明，杉山直也編：精神科救急医療ガイドライン 2015 年版．へるす出版，2015 (https://www.jaep.jp/gl/2015_all.pdf)

34) 大阪教育大学学校危機メンタルサポートセンター・兵庫県こころのケアセンター訳：SAMHSA のトラウマ概念とトラウマインフォームドアプローチのための手引き．2018 (https://www.j-hits.org/document/child/page6.html)

35) Palmisano GL, Innamorati M, Vanderlinden J : Life adverse experiences in relation with obesity and binge eating disorder : a systematic review. *J Behav Addict* 5 : 11–31, 2016

36) Sands A, Thompson EJ, Gaysina D : Long-term influences of parental divorce on offspring affective disorders : a systematic review and meta-analysis. *J Affect Disord* 218 : 105–114, 2017

37) 清水美紀：児童虐待に関する地域間比較—『平成 27 年度福祉行政報告例』データの分析．社会保障研究 2 : 279–308，2017

38) 田中英三郎：うつについて．トラウマティック・ストレス 15 : 31–38，2017

39) 田中英三郎，西川瑞穂，大久保圭策他：精神科診療所受診患者における逆境的小児期体験と生涯トラウマ体験の頻度および PTSD 症状に関する横断調査．精神神経学雑誌 123 : 396–404，2021

40) Tsuboi S, Yoshida H, Ae R et al : Prevalence and demographic distribution of adult survivors of child abuse in Japan. *Asia Pac J Public Health* 27 : NP2578–2586, 2015

41) 坪井聡：児童虐待の被害を測定する国際的調査票の日本語版の作成．学術振興科学研究費助成事業研究成果報告書，2014

42) Varghese D, Saha S, Scott JD et al : The association between family history of mental disorder and delusional-like experiences: a general population study. *Am J Med Genet B Neuropsychiatr Genet* 156B : 478–483, 2011

43) Weathers FW, Blake DD, Schnurr PP et al : Life Events Checklist for DSM-5 (LEC-5). National Center for PTSD, 2013 (https://www.ptsd.va.gov/professional/assessment/te-measures/life_events_checklist.asp)

44) Wilkins KC, Lang AJ, Norman SB : Synthesis of the psychometric properties of the PTSD checklist (PCL) military, civilian, and specific versions. *Depress Anxiety* 28 : 596–606, 2011

第13章

精神保健福祉センター・保健所調査からみえるトラウマインフォームドケア

臼田謙太郎・西　大輔

はじめに

わが国の精神保健医療福祉に関する行政機関として精神保健福祉センターと保健所がある。精神保健福祉センターは，精神保健福祉法の第６条で規定される精神保健福祉の総合技術センターで，精神保健の向上及び精神障害者の福祉の増進を図るために設置されている[12]。保健所（都道府県型）は管内の市町村と協力して，関係機関（医療機関，医師会，歯科医師会等）と調整を行い，関係を構築して，食品衛生や感染症等の広域的業務，医事・薬事衛生や精神・難病対策等の専門的な業務を行うとともに，大規模で広域的な感染症や食中毒の他，自然災害や原因不明の健康危機管理に取り組み，地域全体の住民の健康のレベルアップを図るとされている[11]。精神保健医療福祉に関する業務は広範囲の健康増進の一つとして位置づけられており，両施設とも地域における精神保健医療福祉の中心的行政機関である。

トラウマインフォームドケア（TIC）が米国で展開されてきた背景において，米国福祉省薬物乱用精神保健サービス局（SAMHSA）の存在は欠かせないものである[6]。SAMHSA は米国保健福祉省の一部局であり，その公的な機関が TIC を推進し，米国内のさまざまな活動やネットワークが発展したことで，2005 年には米国トラウマインフォームドケアセンターが設立された[4]。そして，2017 年には米国議会に TIC に関する法案が提出されるなど，各省庁や自治体などの行政的な仕組みの中にTICの重要性が共通認識として広まりつつある。それは，たとえば逆境的小児期体験（ACEs）の体験率を掲載しているウェブサイトにおいて州ごとに明確な順位がつけられていることからも伺える[5)]。さらに，そうした順位に基づいて各州でACEsまたはTICに関する明確なアクションプランが担当部局からオフィシャル情報として，現状と課題を整理したうえで何をどのように取り組むかについてのスローガンが明示されていることもある[1)]。また，それ以外にも行政が州立大学と連携してTICの専門家養成プログラムを整備していたり[7)]，行政職員を対象とした介入プログラムを行った例[3)]など，公的機関が中心となって取り組みが行われる例も少なくない。そうした背景から，米国では公的な情報と取り組みがTICの普及啓発に果たしている役割は大きい。

一方で，日本の場合はTICが紹介されるようになったのは2014年以降であり[4)]，まだ活用事例は多くはない。一部の地域や児童福祉現場等で活用されている事例はあるものの[2)8)]，全国的に広く浸透している概念ではない。また，米国のように法案が検討されるなど，行政的な枠組みを用いて広く確立された方法で浸透していくなどの事例もまだ限定的であるといえるだろう。

しかし，米国とわが国を比較した場合，行政システムやトラウマに対する社会的な認識は必ずしも一致しない。そのため，わが国における普及啓発においては，日本の現状を知り，その状況に合わせた検討を進めていく必要がある。精神保健医療福祉の行政的な介入，あるいは医療保険福祉関係機関向けの研修等を通じて，精神保健および精神障害者の福祉に関する知識の普及や，地域精神保健福祉活動の推進における中核的役割を担っているのが，全国にある精神保健福祉センターや保健所である。ただし，保健所は，地域全体の住民の健康レベルアップを図ることが求められており，管轄する業務範囲が広範であることが特徴である。地域精神保健福祉活動を主な機能として有する精神保健福祉センターとは異なる結果が得られることが予想される。

本章では，精神保健福祉センターと保健所を対象としたTICの実態とニーズを把握することを目的とした調査（厚生労働科学研究費補助金）の報告書[9)]に一部加筆修正を加えて再編したものである。

1．方　法

⑴ 調査対象施設

・調査１：全国69ヵ所の精神保健福祉センター長（副センター長等の管理職を含む）

・調査２：全国47ヵ所の各都道府県の代表保健所の保健所長（副保健所長の管理職を含む）

・調査３：各精神保健福祉センターで相談業務を担当している常勤スタッフ（各センター５名ずつ）

本調査は調査１（精神保健福祉センター長対象），調査２（保健所長対象），調査３（精神保健福祉センター相談スタッフ対象）によって構成された。調査１（全国69ヵ所）および調査２（全国47ヵ所）では，TICに関する現状での実践状況やニーズ等について各機関の状況を代表して回答を求めた。なお，調査２では各都道府県の代表保健所を対象とした。調査３は各精神保健福祉センターで普段相談業務を担当している常勤スタッフ（各センター５名を最大として）に調査を行った。本調査はすべて匿名回答とし，各施設名の所在地域のみ回答を求めた。

⑵ 適格基準・除外基準

①適格基準

・同意取得時に精神保健福祉センターまたは保健所に勤務している

・施設長もしくは施設全体の業務・方針を把握していること

②除外基準

・調査回答時点で精神保健福祉センターもしくは保健所に所属していないこと

⑶ 調査項目

①調査１と調査２の質問項目

・TICに関する名称・概念の当該施設での浸透度について

・TICに関する対外的な研修の実施について
・TICに関する内部向けの研修の実施について
・基礎情報（所属施設の所在地域，役職，その他施設情報）

②調査３の質問項目
・PTSDないしトラウマ体験を有するケースへの対応状況に関する質問
・基礎情報（所属施設の所在地方，職種，勤務形態，勤続年数，主な業務内容）

⑷ 解析方法

本調査は記述統計を基本とした解析を行った。

２．調査結果の概要

⑴ 回答機関と回答者の属性

この調査では，回答医療機関の所在地域のみ記載を得て，個別の施設名については特定されない形式で調査を行った。精神保健福祉センターの相談員についても個人が特定されないように配慮のうえ調査を行った。

調査１（精神保健福祉センター）：有効回答数は57（回答率：82.6％）だった。回答施設の所在地の分布については，おおよそ実所在地の比率とほぼ同等であり，一定程度均一に回答が得られたと考えられる（表13-1）。回答者の属性はセンター長が最も多く（91.2％），施設の状況を一定程度反映した結果であると考えられる。

調査２（保健所）：有効回答数は31（回答率：66.0％）だった。保健所も回答施設の所在地の分布については，おおよそ実所在地の比率とほぼ同等であった（表13-1）。保健所も回答者の属性は保健所長が最も多く（74.2％），施設の状況を一定程度反映した結果であると考えられる。

調査３（精神保健福祉センター相談員）：配布数345に対し，有効回答数は247（回答率71.6％）だった。回答者の職種は，「保健師」が最も多く76名（30.8％）で，「心理職（公認心理師・臨床心理士等）」が67名（27.1％），「精神保健福祉士」が58名（23.5％）であった。回答者の性別は，男性が55名（22.3％），女性が191名（77.3％）であった。

表 13-1　回答者と所在地内訳

	対象	北海道・東北	関東	甲信越	中部	近畿	中国	四国	九州・沖縄
調査 1	精神保健福祉センター	8 (14.0%)	13 (22.8%)	3 (5.3%)	9 (15.8%)	8 (14.0%)	4 (7.0%)	3 (5.3%)	9 (15.8%)
調査 2	保健所	4 (12.9%)	6 (19.4%)	3 (9.7%)	2 (6.5%)	4 (12.9%)	2 (6.5%)	4 (12.9%)	6 (19.4%)
調査 3	精神保健福祉センター相談員	33 (13.4%)	64 (25.9%)	13 (5.3%)	37 (15.0%)	25 (10.1%)	18 (7.3%)	13 (5.3%)	42 (17.0%)

(2) TIC という言葉・概念の浸透度と現状の取り組み状況

調査 1（精神保健福祉センター）:「トラウマ・インフォームドケア（TIC）という言葉を聞いたことはありますか？」については，全体としては「ある」（80.7％）が大部分を占めている（図 13-1）。所在地域別に見てみると，中部地方と近畿地方はすべての精神保健福祉センターが「ある」と回答していた（図 13-1）。「TIC がどのような概念であるか」については「よく知っている」「少しは知っている」と回答したのは 64.9％であり（図 13-2），また 54.4％が「日々の業務の中で TIC を耳にする機会が増えた」と実感していた（図 13-3）。そして TIC に関する何かしらの取り組みを行っているセンターは 21.1％であ

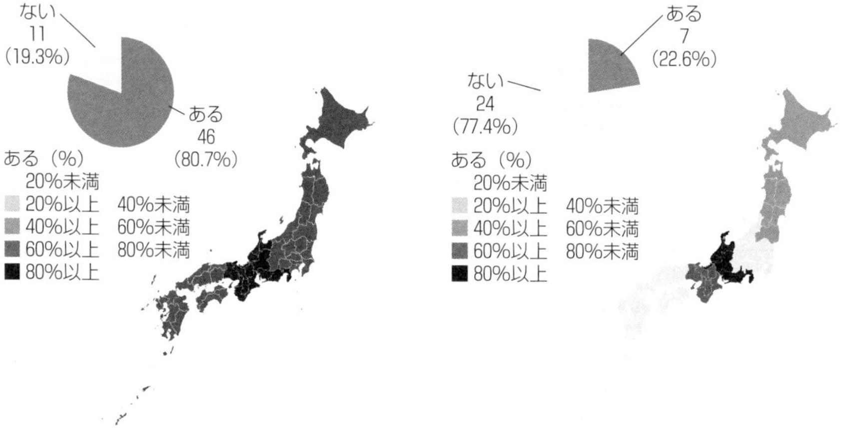

【調査 1　精神保健福祉センター】　　【調査 2　保健所】

図 13-1　「トラウマインフォームドケア（TIC)」という言葉を聞いたことはありますか？

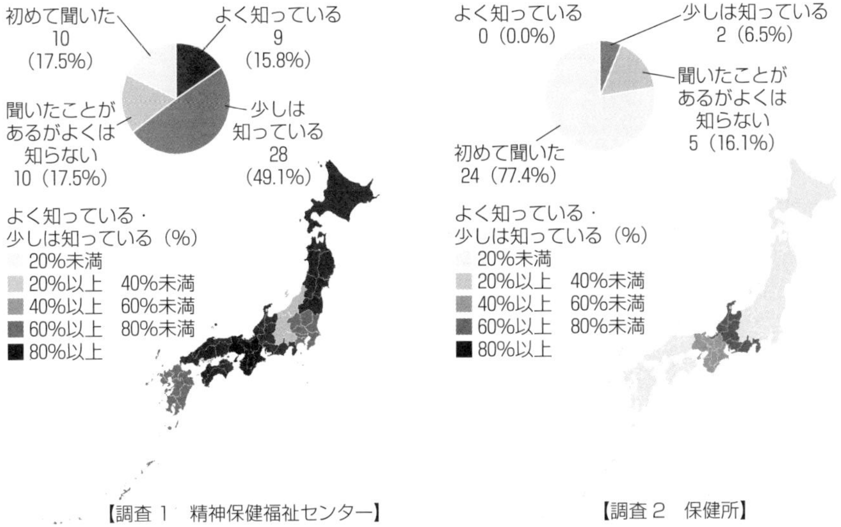

図13-2　「トラウマインフォームドケア（TIC）」とはどのような概念であるか具体的にご存知でしたか？

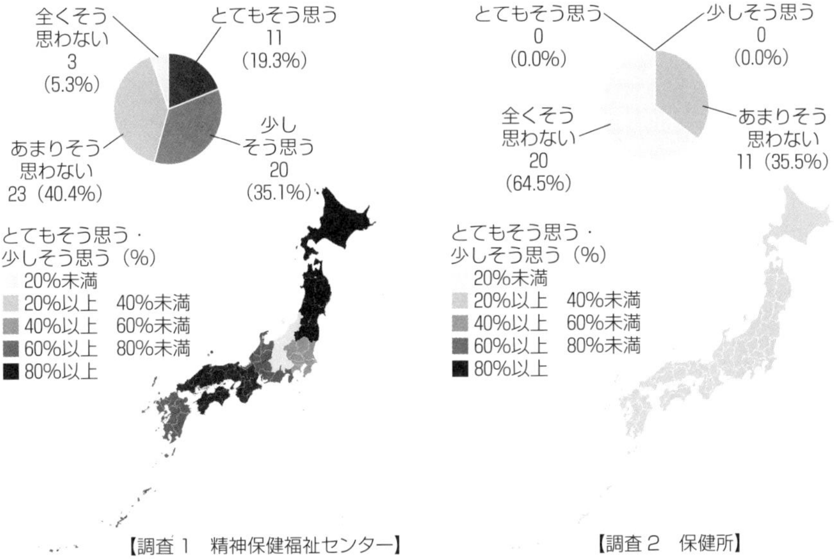

図13-3　「トラウマインフォームドケア（TIC）」という言葉や概念を日々の業務を行う中で耳にする機会が近年増えてきているという実感はありますか？

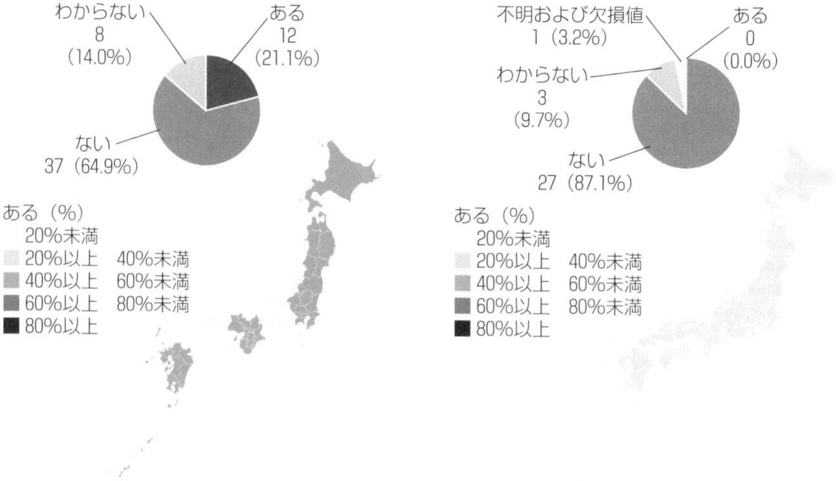

【調査１　精神保健福祉センター】　　【調査２　保健所】

図 13-4　「トラウマインフォームドケア（TIC）」に関する何かしらの取り組みを貴施設は行っていますか？

った（図 13-4）。

調査２（保健所）：「トラウマ・インフォームドケア（TIC）という言葉を聞いたことはありますか？」について「なし」が 77.4%と大部分を占めている（図 13-1）。「TIC とはどのような概念であるか」については「聞いたことがあるがよくは知らない」「初めて聞いた」が合わせて 93.5%を占めている（図 13-2）。すべての回答者が TIC を耳にする機会の増加を実感することはなく（図 13-3），TIC に関する何かしらの取り組みを実施している保健所は現状ではなかった（図 13-4）。

⑶ TIC に関する対外的な研修について

調査１（精神保健福祉センター）：「貴施設にて対外的な TIC の研修を行う必要を感じますか？」に対して，対外的な TIC の研修を行っていないものの「とても必要に感じる」と「必要に感じる」を合わせて 59.6%のセンターが必要性を感じていた（図 13-5）。

調査２（保健所）：「貴施設にて対外的な TIC の研修を行う必要を感じます

か？」に対して，対外的なTICの研修を行っていないものの「とても必要を感じる」「必要を感じる」が合わせて32.2%，「あまり必要を感じない」「全く必要ない」が合わせて58.1%であった（図13-5）。

⑷ TICに関する内部の職員向けの研修について

調査1（精神保健福祉センター）：「貴施設において，自施設の職員向けの研修を実施する必要を感じますか？」に対して，5.3%がすでに必要性を感じて実施していた。内部の職員向けの研修を行っていない場合でも「とても必要を感じる」「必要を感じる」が合わせて64.9%であった（図13-6）。

調査2（保健所）：「貴施設において，自施設の職員向けの研修を実施する必要を感じますか？」に対して，研修の必要性を「あまり感じない」とする回答が64.5%あり，保健所は精神保健福祉センターに比べるとTICに関する研修について，現状では必要性を感じている割合は低い（図13-6）。

⑸ TIC研修の実施可能性について

調査1（精神保健福祉センター）：「既存の研修（自殺対策，依存症，ひきこもり支援等）の中にTICや広義のトラウマに関する内容を入れることは可能だと思いますか？」に対して，「容易だと思う」と「工夫すれば可能だと思う」が合わせて89.5%であり，ほとんどの施設が工夫次第では可能という回答であった（図13-7）。

調査2（保健所）：「既存の研修（自殺対策，依存症，ひきこもり支援等）の中にTICや広義のトラウマに関する内容を入れることは可能だと思いますか？」に対して，「容易だと思う」と「工夫すれば可能だと思う」が合わせて61.3%であり，多くの施設が工夫次第では可能という回答であった（図13-7）。

⑹ 精神保健福祉センター相談員のトラウマ対応について（調査3のみ）

調査3（精神保健福祉センター相談員）：「トラウマ体験を持つ方への対応についてあなたは課題を感じることはありますか？」については，「とても感じる」「少し感じる」が合わせて91.9%であり，9割以上を占めた（図13-8）。次に，「あなたが担当するケースの中で，PTSDと診断されたことのあるケース

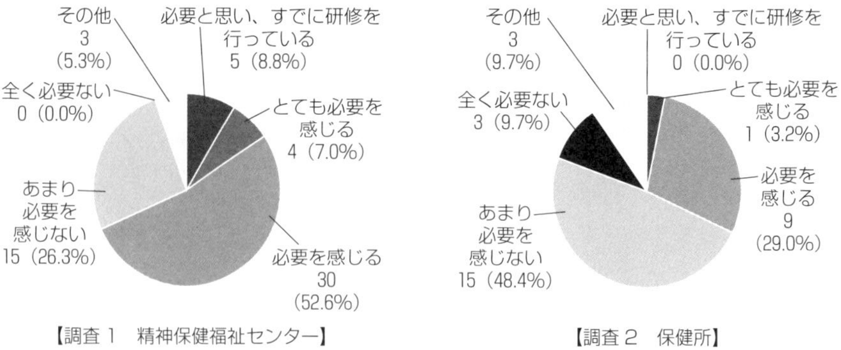

図 13-5　貴施設にて対外的な TIC の研修を行う必要を感じますか？

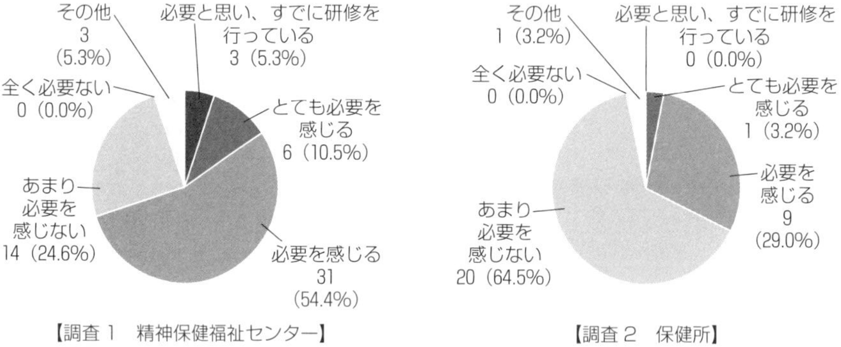

図 13-6　貴施設において，自施設の職員向けの研修を実施する必要を感じますか？

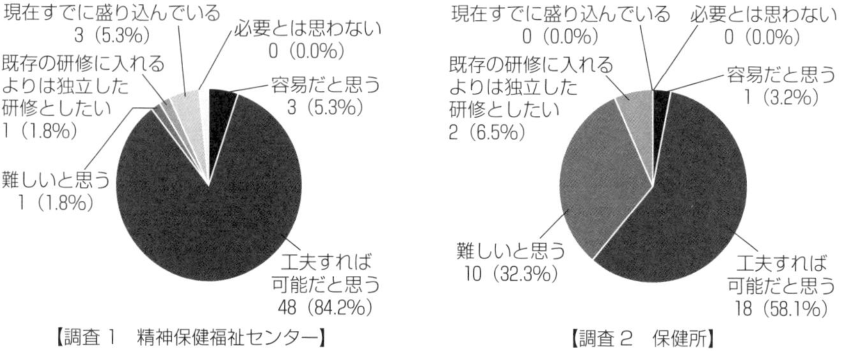

図 13-7　既存の研修（自殺対策，依存症，ひきこもり支援等）の中に TIC や広義のトラウマに関する内容を入れることは可能だと思いますか？

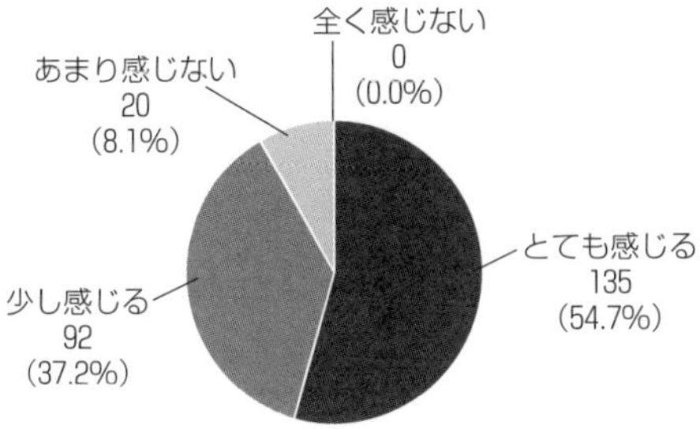

【調査３　精神保健福祉センター相談員】

図 13-8　トラウマ体験を持つ方への対応についてあなたは課題を感じることはありますか？

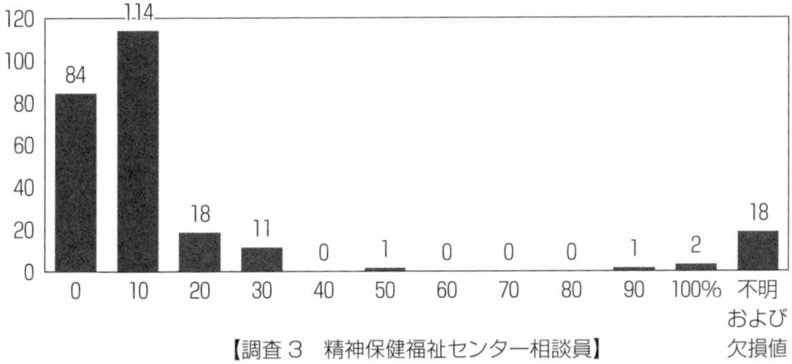

【調査３　精神保健福祉センター相談員】

図 13-9　あなたが担当するケースの中で，PTSD と診断されたことのあるケースは全ケースの中でどれくらいの割合を占めますか？

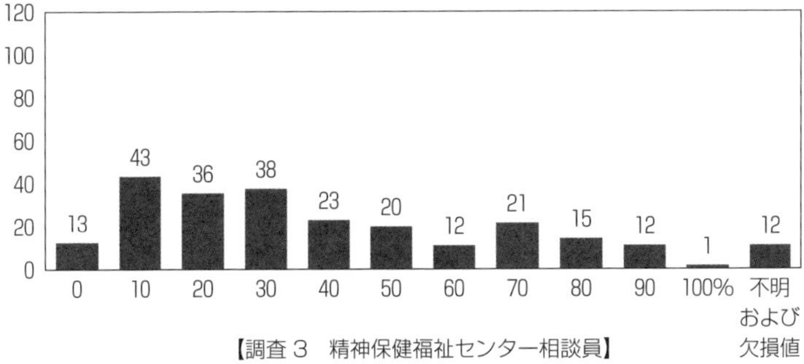

【調査３　精神保健福祉センター相談員】

図 13-10　あなたが担当するケースに過去のトラウマ体験の影響が大きいと考えられるなど，トラウマが背景にあると感じるケースはどのぐらいありますか？

は全ケースの中でどのぐらいの割合を占めますか？」という設問について，0～100％の11段階での回答とした。「10％」が最も多く46.2％，次いで「0％」34.0％であり，10％以下が8割以上を占めた（図13-9）。最後に「あなたが担当するケースに過去のトラウマ体験の影響が大きいと考えられるなど，トラウマが背景にあると感じるケースはどのぐらいありますか？」についても，同じく11段階で回答を求めた。「10％」が最も多く17.4％，次いで「30％」15.4％，「20％」14.6％であった（図13-10）。

3．まとめ

TICという言葉・概念の浸透度について，精神保健福祉センターでは約8割がTICという言葉を聞いたことがあったが，「概念について具体的に少しは知っている・よく知っている」と答えたのは約6割であった。一方，保健所はTICという言葉・概念の浸透度について「TICの概念について聞いたことがあるがよくは知らない」「初めて聞いた」との回答が9割以上で，大半を占めており，精神保健福祉センターとの違いが現れている。保健所は，先に述べた通り，管轄する業務範囲が広く，必ずしも精神保健福祉に関する業務が独立性をもって行われているわけではないため，そうした施設特性による違いが結果に関係しているだろう。TICという言葉自体は全国的に広く浸透しているわけではないものの，特に中部地方と近畿地方は精神保健福祉センター，保健所ともに一定程度認識されるようになっていることが伺える。

まだ，全国的に広く浸透しているわけではないものの，TICという言葉や概念を耳にする機会は，特に精神保健福祉センターで近年徐々に広まりつつある状況にある。それはTICやトラウマ対応に対するニーズについても同様と考えられる。非実施施設のうち，精神保健福祉センターで6割，保健所でも3割近くがTIC研修の必要性を感じているという結果となり，今後わが国でTICを展開していく際に，既存の研修（自殺対策，依存症，ひきこもり支援等）にTICの要素を取り込むなどして展開していくことは，普及啓発という観点から有用かもしれない。また，精神保健福祉センターの相談員調査（調査3）の結果にもあるように，普段からトラウマ体験を背景にもつ方への対応に課題を感じている相談員は少なくなく，また担当しているケースの2～4割程度はトラウマ体験の影響が大きいと感じているなど，潜在的ニーズは高いことも想定される。

TICは「すべての人がトラウマ体験・逆境体験を有しているかもしない」と念頭に置いて関わる相手に接することであり，その概念は精神医療の現場に限らず，身体疾患や公衆衛生上の問題においても重要な視点である。精神保健福祉センター，保健所などの地域精神保健における重要拠点での展開を考えることは，今後のわが国のTICの展開を考える際に求められる要素の一つであろう。

付記：この調査は，厚生労働科学研究費補助金（障害者対策総合研究事業）「精神保健医療福祉施設におけるトラウマ（心的外傷）への対応の実態把握と指針開発のための研究（研究代表者 西大輔，分担研究者 臼田謙太郎）」によって行われた。

〔文 献〕

1）The Illinois ACEs Respose Collaborative Health & Medicine Policy Research Group：Action Plan to Address Childhood Adversity in Illinois, 2021（https://hmprg.org/wp-content/uploads/2021/05/Action-Plan-to-Address-Childhood-Adversity-in-Illinois.pdf）

2）浅野恭子，亀岡智美，田中英三郎：児童相談所における被虐待児へのトラウマインフォームド・ケア．児童青年精神医学とその近接領域 57：748-757，2016

3）Damian AJ, Gallo JJ, Mendelson T：Barriers and facilitators for access to mental health services by traumatized youth. *Child Youth Serv Rev* 85：273-278, 2018

4）野坂祐子：トラウマインフォームドケア―“問題行動”を捉えなおす援助の視点．日本評論社，2019

5）SHADAC：State Health Compare（http://statehealthcompare.shadac.org/）

6）Substance Abuse and Mental Health Services Administration：SAMHSA's Concept of Trauma and Guidance for a Trauma-Informed Approach. HHS Publication No.（SMA）14-4884., Rockville, 2014（大阪教育大学学校危機メンタルサポートセンター・兵庫県こころのケアセンター訳：SAMHSAのトラウマ概念とトラウマインフォームドアプローチのための手引き．2018 https://www.j-hits.org/document/child/page6.html）

7）Topitzes JD, Britz L, Woehrle L et al：The Trauma-Informed Care Certificate Program at UW-Milwaukee: A Higher Education Approach to Heal Trauma, Promote Social Justice and Champion Human Rights. 2021（https://wisconsin-institute.org/2021/01/the-trauma-informed-care-certificate-program-at-uw-milwaukee-a-higher-education-approach-to-heal-trauma-promote-social-justice-and-champion-human-rights/）

8）トラウマ・インフォームド・ケア学校プロジェクト事業：問題行動の背景をトラウマ

の視点から考えてみよう．国立研究開発法人科学技術振興機構社会技術研究開発センター研究開発プロジェクト（研究代表者：大岡由佳）「トラウマへの気づきを高める“人－地域－社会”によるケアシステムの構築」2018（https://www.jst.go.jp/ristex/pp/information/uploads/20180500_ooka_TIC_A3.pdf）

9）臼田謙太郎：精神保健福祉センターと保健所における TIC に関する実態把握．厚生労働科学研究費（障害者政策総合研究事業）分担研究報告書，2021

10）臼田謙太郎：精神保健福祉センター・保健所からみたトラウマインフォームドケア．精神科 41：449-456，2022

11）全国保健所長会（http://www.phcd.jp/03/about/#donna.）

12）全国精神保健福祉センター長会（https://www.zmhwc.jp/）

第14章

アートとトラウマインフォームドケア

大岡由佳

はじめに

本章は，トラウマインフォームドケア（TIC）の概念を具体化すべく行った，地域の実践について紹介するものである。TICとは「こころのケガに配慮したケア」を指す。トラウマは，医学的には米国精神医学会の診断基準DSM-5[2]で記載されているPTSD診断のA基準「実際にまたは危うく死ぬ，重症を負う，性的暴力を受ける出来事への曝露」のように限定的にとらえられがちであるが，米国福祉省薬物乱用精神保健サービス局（SAMHSA）はトラウマを「できごと（Event）や状況の組み合わせの結果として生じ，それは身体的または感情的に有害であるか，または生命を脅かすものとして体験（Experience）され，個人の機能的および精神的，身体的，社会的，感情的またはスピリチュアルな幸福に，長期的な悪影響（Effect）を与えるもの」[11]としている。トラウマインフォームドな視点におけるトラウマは，医学的なトラウマの定義より広義の意味をもっていると考えられている。そのようなトラウマの理解に基づいた視点の共有やケアが求められている。

TICでは，トラウマの影響を理解して（Realize），トラウマのサインに気づいて（Recognize）TIC的な対応する（Respond），そして，再トラウマ化を予防する（Resist re-traumatization）という4Rの視点が大切だとされており，その中でも，人々が「トラウマの影響を理解する」という点は，TIC概念の普及の一歩となるものである（第1章，図1-2，22頁）。米国では2018年にTICに関する決議（H.Res.443 - Recognizing the importance and effectiveness of trauma-informed care）が通過し，州レベルでトラウマインフォームドな方法の定義や明確化，TICの枠組みの方針や実践，関わるスタッフの意識の改善に向けての検討が行われてきた。諸外国ではトラウマを抱えている人にもやさしい環境づくりが医療，福祉，教育，行政，司法などの分野で始まっており，アートを用いたTIC実践もその中で展開され，ここ数年で，TICとアートを絡めた書籍も出版されるに至っている[4)8)]。表現としてのアートをTICに取り込み，言語化の難しいトラウマをアートで表現することで，トラウマサバイバーの回復に役立て，また，生み出された作品を公開することで，市民のメンタルヘルスリテラシーの向上につなげている。

もちろん，アートはTICの実践が始まる以前からその効果が期待され，芸術療法やアートセラピーという形で精神科治療の一環として活用されてきた。オーストラリア・ダックスセンター（THE DAX CENTRE）では，アートでの表現を活用してこころや精神疾患・トラウマの理解を深める取り組みにつなげてきた。一方，治療の枠組みを出て「自分の内面を表現する場」「表現の自由を保障する場」としての場がパリやドイツの精神科領域でも始まっていた[1)]。また，近年の北米では，この表現としてのアートをTICに取り込み，障害のある人などを対象にして，言語化の難しいトラウマをオブジェ制作という形で表現するアート実践が進められてきた[5)]。

本邦においてもアートを取り入れた取り組みは古くからあり，たとえば星南病院の作業療法や嬉野温泉病院の芸術療法が有名である。中川は，長年の絵画療法経験から得たものとして，精神疾患患者が人間としての存在を認めてもらい，それらの作品を人に見てもらうことで病気を正しく理解してもらうことにつながると述べている[10)]。障害のある人たちの美術作品は総称としてアールブリュット，アウトサイダーアートなどと呼ばれ[7)]，表現活動としてのアートが広がりつつある。しかし，全国的には，アートによる表現活動によってメンタルヘルスの向上に寄与する活動は盛んとはいえず，竹島は，本邦にアートによるメンタルヘルスプロモーションの中心となる組織とネットワークが必要だと説いている[12)13)]。

1．取り組みの概要

実践Ⅰは，オーストラリア・ダックスセンターの元館長 Eugen Koh 博士の来日を機に，その活動からヒントから得て，2019年に“地域”の中で「こころアート表現☆プロジェクト」を開催したものである。こころの中にある自分の困難な経験や生きづらさを絵で表現してもらう取り組みである。このプロジェクトでは，安全・安心な空間で言語化できない記憶に個々が向き合うこと，その過程で自分に秘められた力に気づき，新たな一歩を踏み出すこと，そのような人々のレジリエンスを高め，エンパワメントを応援する営みを目指したものであった。

また，実践Ⅱとして，実践Ⅰで描かれた絵を展覧したアート展（『トラウマ展―みてないことへの寄り道』）を開催し，市民に広くトラウマやトラウマの影響を伝えることで，人々の意識変容（理解度の向上）について検証した。さまざまな人々のウェルビーイングを高める，地域の精神保健福祉活動として行った。

実践Ⅰ，実践Ⅱの実施概要は以下の通りである。

⑴ 実践Ⅰ

〔対象〕

対象は，ご自身のことをアートで表現してみようと思う方，とした。

〔案内方法〕

「こころの体験をアートで表現してみませんか？」のキャッチフレーズのもとに，作成した案内チラシを地域のイベント会場，障がい者福祉関連機関や保健所などに配布した。参加希望者を振り分けて各地でワークショップを開催し，その会場で絵を描いてもらう企画（各ワークショップ時間は3時間）を計10回，公共の会議室などを利用して実施した。参加者全員に目が行き届くよう，平均6～10人程度の定員にとどめ，安全・安心な空間の確保のために飛び入り参加はお断りした。医療機関で治療を受けている希望者には，あらかじめ本企画への参加について主治医に伝えておくことを推奨した。

〔実施方法〕

ワークショップ開催時には最初に企画の目的やお願い事項を共有し，また参加者が他の参加者の表現に引きずられないようにお互いに背を向け合って，できるだけ個々の空間を確保して“表現者”になってもらうようにした。作品のテーマは個別に相談して決定したが，“あなたにとっての人生とは？”のテーマで自由に絵を描いてもらうことが多かった。アートワーク終了後は，希望された方を対象に，言いっぱなし聞きっぱなしのスタイルで，円陣を組んでシェアリングの時間を設けた。ワークショップでは決してジャッジ（評価）はしないことを徹底した。開催中には，ファシリテーターとして現役アーティストに入ってもらった。また，参加者の中で精神的不調に陥る人が出てくることを想定して，最寄りの医療機関でのバックアップ体制（精神科医，公認心理師）を整えた。

〔語りの抽出方法〕

全ワークショップ開催終了後には参加者に任意で対面インタビューを行う予定であったが，COVID-19感染症流行のため中止せざるをえなかった。協力の同意が得られた人には，後日に電話と書簡，電子メールを用いて，絵のタイトル（ワークショップ時にタイトルがあったものはその確認を含む），自己紹介（作者のプロフィール），語り（キャプション：説明のために付け加えられた文字情報）等を伺った。本人の同意が得られるまで，何度もキャプションの推敲のやりとりを行った。

⑵ 実践Ⅱ

〔対象〕

2019年秋から冬にかけて実施した「こころアート表現企画」に参加して描いた精神疾患患者ら（一部，当事者の支援者や家族も含む）で，展覧会の趣旨を理解し，キャプション作成に協力してもらい，生み出された作品43点が対象になった。それぞれ描かれた作品をカテゴリーに分けると，逆境的小児期体験（ネグレクト，虐待，身体的暴力），大切な人（親・子ども・大切な友人）を失う体験，精神医療（隔離室，拘束）の体験等にまつわる絵に分類できた。

〔展開の方法〕

市民に広く見てもらえるように，展覧会『トラウマ展—みてないことへの寄り道』は，1回目は商業施設のオープンスペースであるアクタ西宮中央ひろば（2020年9月），2回目はさまざまな人々が拝観する大本山須磨寺（2020年12月）の一角を借りて実施した。同時期に，オンラインでも期間限定で開催した。

立ち寄った人々の観覧前後でアンケート（無記名）を実施した。調査の内容は，観覧前・後に「トラウマをどれほど身近に感じますか？」について10件法で尋ねた。また，観覧後に，属性（性別，年代，所属）や感想，印象に残った作品を尋ねた。観覧前にファイルに挟んだ表裏のアンケートを入場者に渡し，観覧前にアンケート表を，鑑賞後にアンケート裏を記入してもらい，設置ボックスにて回収した。分析方法は，IBM SPSS Statistics26，AIテキストマイニングを使用した。

なお，実践Ⅰ，実践Ⅱの一連の手順については，大学倫理委員会の承認（承認番号2019209）を得て行った。

2．結　果

⑴ 参加状況

実践Ⅰでは，全体で40名から参加申込みがあった。年齢は9歳から70歳で，精神疾患（統合失調症，躁うつ病，複雑性PTSD，発達障害など）をもつ人，その支援者や家族が主な参加者であった。ワークショップへの参加回数は，1回から5回以上とさまざまであった。ワークショップ後のシェアリングの時間にはほとんどの人が参加して，それぞれ自分の描いた絵を媒体に語られた。開催時には，即医療につなぐ必要があるほど精神的不調をきたした人はいなかった。

実践Ⅱでは，上記の実践Ⅰで描かれた絵を取り上げた展覧会に出向きアンケートに回答した人は，現地では，計807名（男性267名・女性517名・その他10名，無記入13名）であった。年代は，多い順に40代183名，30代144名，50代123名，20代113名，10代85名等であった。所属は多い順に，会社員280名，主婦（夫）145名，学生95名，その他78名，自営（自由）業51名，公務員48名等であった。観覧のきっかけは，通りがかり等の「その他」が451名と半数を占めた。なお，アンケート結果には反映されないが，オンライン開催では3832回のサイトへの訪問があった。

(2) 作品の実際

展覧会掲示について同意を得られた者の絵43点を抽出し，展覧した。ここでは807名の回答者のうち，印象に残った作品について回答のあった587人（72.7%）分の結果から，印象に残った5作品を，ベスト5から順に紹介する（作品は214，215頁）。

なお，作者がつけたタイトル，自己紹介／背景，作品のキャプション（説明）の順に明記している。

①「いくつもの顔」（20代女性）

自己紹介／背景：

複雑性PTSDの当事者です。5歳の時に，親が離婚しました。幼少時の頃から，発達検査には出てこなかったものの，学校に適応できず，学校に行かされることを強要されて毎日泣いていました。中学時から自傷行為がはじまり，高校時に心療内科にかかるようになりました。その後，母が癌で亡くなりました。そのショックから精神科病院に入院しましたが，入院中に他患となった友人の自殺の目撃をしてしまい，症状悪化。入院も長期化しました。就職活動を学校が許可してくれず，結局，引きこもるようになりました。（一部改変）

作品のキャプション：

大きい白い画用紙が目の前にあるだけで怖かったから，手で破いた。

右（カラフルな部分）は，こういう描き方が好き。でも，途中でとても苦しくなる。

左上は，希望や将来なりたい自分。細やかで，繊細で……。

左下は，小さい頃の自分。時々出てきて，問題を起こす。だから小さい頃の自分は嫌い。

でも，この3つがあって，全てが一つになり「自分」なんだと思う。

②「こうそく」（40代男性）

自己紹介／背景：

障害者福祉の現場で働く。

精神障害者が地域で生き生き暮らすための支援に従事している。

作品のキャプション：

左：精神科病院に出向いた際に会ってほしい人がいると言われ通された保護室。

そこには隔離拘束をされている男性がいた。その目が忘れられない。

右：保護室に入れられ，便器にひれ伏し佇む男性。

果たして，これでいいのだろうか。

③「希望」(50代男性)

自己紹介／背景：

私は発達障害です。52歳まで障害と分からず，親にもかわいがられず，苦しい人生でした。

作品のキャプション：

子どもの頃，貧困とネグレクトで絶望しかなかった。そんな中で希望は，未来，SF，化学技術の進歩でした。思い返すと昔，万博の頃は楽しかったという気持ちがあります。

④「ゴミの日」(40代女性)

自己紹介／背景：

幼少期，母からの度重なる暴言と，「しつけ」と称する行き過ぎた体罰があった。中学生頃から，気分の波が激しかったのを自覚している（鬱状態が酷く，通学できなくなった)。大学を中退。引きこもったり，出たりを繰り返す。小学生～3歳までの3人の子がいる。30代半ばに，PTSD，双極性障害と診断され，精神科に通院中。

作品のキャプション：

「自分を捨ててこなくちゃ」そう思う時がある。

居場所なんか，ない。

ここにいてはいけない。

ダメな自分には，ここにいる資格などないんだ。

捨てられる前に，自分を捨ててこなくちゃ，と。

捨てられることが怖くて。

いつか本当に捨てられるような気がして。

思い浮かべるイメージをそのまま描いてみた。

⑤「いらない子(2)」(40代女性，④の同様の作者)

作品のキャプション：

寒くて，寂しい所にずっと一人でいる。誰といても，大勢でいても，ずっと一人だ。

寒くてたまらない。

ダメな子だから，努力しなくちゃ。普通に見えるように。良い子に見えるように。

――でも，本当は色んなことが，どうでもいい。私の人生，とっくに終わってるから。

早く死にたい。早く消えたい。８才頃から，心の中は，そんなだった。

[当初，画面いっぱいに，子供を攻撃する暴言や暴力の黒い雨を，矢のように降らせる予定だった。後ろ姿を眺めているうちに，傷つけることがためらわれ，そのまま完成にした]

⑶ トラウマの認識の変化

作品の観覧前と後でアンケートを実施した際の質問は，「トラウマをどれほど身近に感じるか」であった。結果（N = 807）は，絵を見ることで有意に「(トラウマを）身近に感じる」ようになっていた（対応のあるt検定，p = 0.000)（図14-1)。

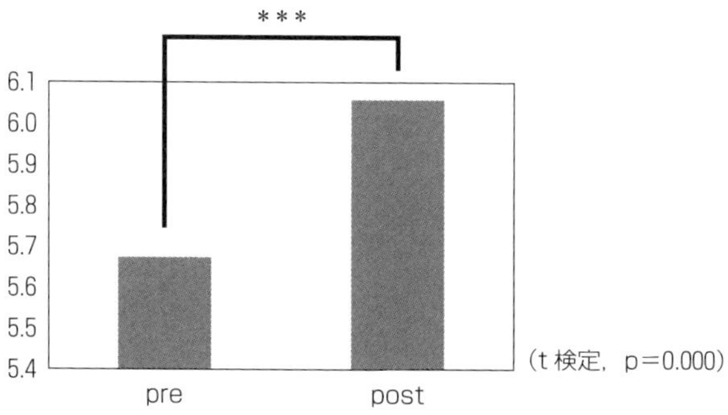

図14-1　「トラウマをどれほど身近に感じるか（前後比較）」(N=807)

⑷ トラウマ展をみた感想

807名から意見・感想が寄せられた。抜粋すると，以下のような感想があった。

「こうして作品を拝見すると体感を伴った感動というか，感じるものがありました。どんな人にもトラウマがあって，そこに向きあう人の在りように触れるということがこんなにも影響力があるのだなとしみじみ感じました」

「トラウマを絵として表現することで抱えている想いがすっぽりと収まるように感じました」

「絵で心を表現した描き手として『すっきりした』『よかった』と表現されている作品が多く，思いを表出する大切さを感じた」

「言葉では言い表すことができないと思うので，絵にしてみることは表現しやすく，また人に伝えやすいことだと感じました」

「心情描写であることが分かる絵・説明がないとよく分からない絵，遠くから見ると絵になっているものなどがありました。絵にしようとしていないので，これは作ろうとしたというより，そのまま写したんだなぁと感じました」

「描くことで向き合い，整理し，前へ向かっていく力をもらえることを感じました」

「『子供のためを思って…』と厳しくしてしまうけれど，それはもうやめようと思います。自分と向き合え，たくさんいろんなことを感じられたことが良かったです」

「私の思っていたトラウマと違っていました。誰でも生きる権利があるのにこんなに繊細で傷つき，苦しんでいる人がたくさんいるのに驚きました。自分の理解できることはありますが，人それぞれ感じ方，受け止め方が違うので，あたたかく，よく聞かないといけないと思った」

また，すべての意見・感想を求めた自由記述をテキストマイニングで分析した。スコアが高い単語を複数選び出し，その値に応じた大きさで図示したワードクラウド［注］の結果としては，「トラウマ」「絵」「表現」「向き合う」「興

［注］スコアが高い単語を複数選び出し，その値に応じた大きさで図示。単語の色は品詞の種類で異なっており，青色が名詞，赤色が動詞，緑色が形容詞，灰色が感動詞を表している。

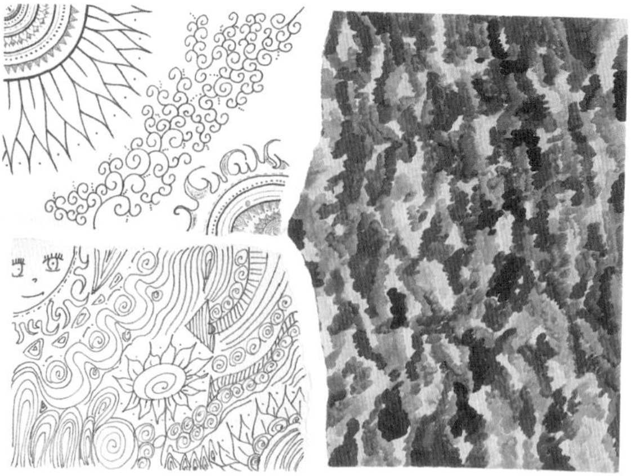

①いくつもの顔

②こうそく

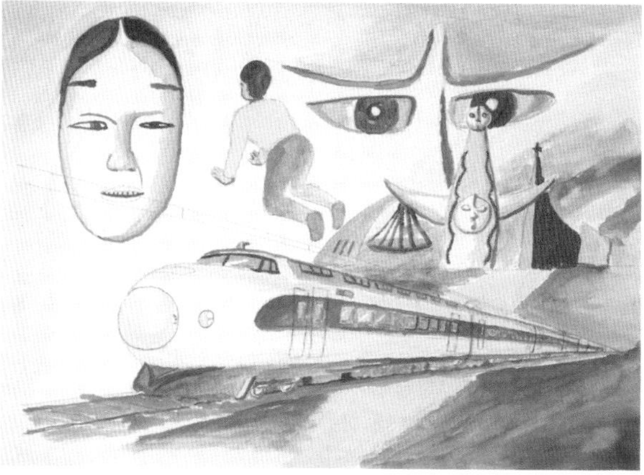

③希望

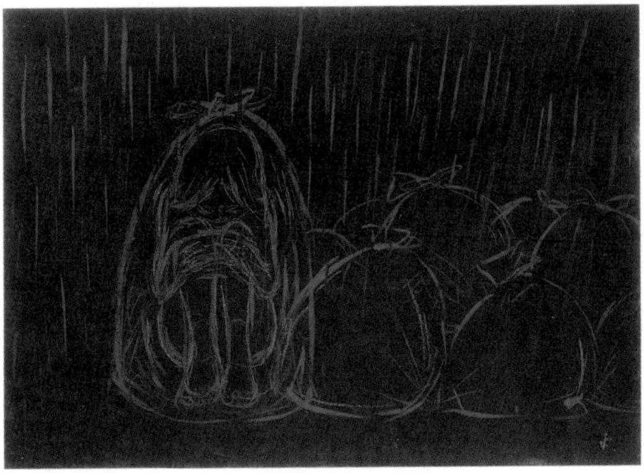

④ゴミの日

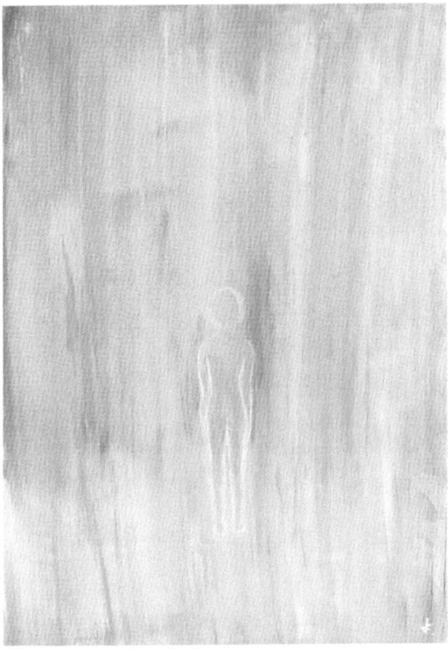

⑤いらない子⑵

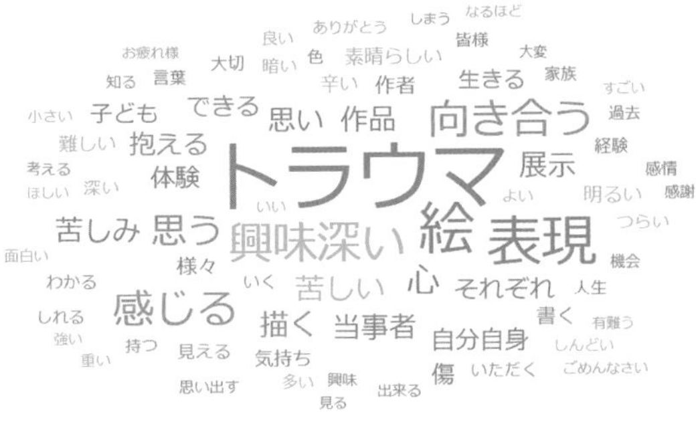

図 14-2　テキストマイニング（ワードクライド）の結果（N=807）

味深い」「感じる」などが抽出された（図14-2）。スコアが高い単語として抽出された特徴は，「トラウマ」－「表現」，「感じる」－「向き合う」こと，「苦しい」－「興味深い」であった。

3．考　察

⑴ トラウマを抱えた人々の存在

今回の実践Ⅰで絵を描くに至ったのは精神疾患を患っていた人が中心であった。作品「いくつもの顔」では，親との離別から，友人の死の目撃の経験をしていた。「希望」では，親からのネグレクトがあった。「ゴミの日」「いらない子⑵」では，心理的・身体的虐待が描かれていた。ただ，そのような経験を絵として表現することを予期していた者はいなかった。Miller[9]が「無意識のなかに抑圧された幼い子ども時代の心理的外傷は，しばしば画家や作家の創作活動に，その表現を見いだすのであり，しかも，こうした事実は，社会によっても，画家や作家自身によっても気づかれていない」と述べている。実際，実践Ⅰにおいて，参加者は“あなたにとっての人生とは？”と問われ，自然に思い浮かんだものを描く中で，自覚していなかった子ども時代のトラウマを自然に表現した人が多かった。それは，無意識の中で抑圧してきたものであったのかもしれない。実際，この企画に参加するまで，今回絵に現れた子ども時代のトラウマを，主治医を含めて誰からも聞き取られることはなかったと，多くの者が語った。精神医療において，疾患に対する治療は適切に施されてきたとしても，何十年も昔の，こころに渦巻く子ども時代のしこりについては，ケアが行き届いていないまま放置されてきたのかもしれない。あるいは，「疾患は内因性である」として，子ども時代のトラウマは取り上げるに値しないと判断され続けてきたのかもしれない。

今回，障害者福祉で働く支援者の作品「こうそく」があった。これは，支援者のこころがうずく経験を描いたものであった。拘束される側は当然トラウマになるが，このような拘束に関与する関係者にとってもつらい記憶であり，ある種のトラウマになっていることを示していた。Hopperら[6]のTICの定義では，「トラウマの影響を理解し対応することに基づき，サバイバーや支援者の，身体・心理・情緒の安全性に重きを置く。また，サバイバーが，コントロール感とエンパワメント感を回復する契機を生みだすストレングスに基づいた枠組みである」としている。サバイバー（当事者）のみならず，支援者もさまざまなトラウマを負う存在である。当事者・支援者双方のトラウマの存在を認識することが，トラウマの影響を理解する一歩になると考えられた。

(2) トラウマを視覚化する取り組みの意義

今回の取り組みからいえる意義は３点ある。第一に，アートを“表現”の媒体の一つとして活用することが人々にトラウマへの気づきを与え，そのプロセスが個々の癒しにつながる可能性を秘めていたということである。「ゴミの日」「いらない子(2)」の作者は，描いた後の感想で，次のように書き記した。

「思い出したくもない記憶に向き合うのは，気の重くなる辛い作業だった。描き終えてから数日経っても，嫌な記憶に苦しめられた。それでも，濃密で豊かな時間だった。自分自身に寄り添い，問いかけるように絵にしていったことは発見の連続であり，自分に会えたような気がした。見えない牢獄の中で脅え，泣き暮らし，人知れず消えていく……そんなのは嫌だ。閉じこめられたまま生きるのは嫌だ。そんな思いが湧き上がってきた。――過去の自分としっかり手を繋ぎ，生きたいと思う」

安全・安心な空間の中で，言葉ではない絵という形で表現してもらうことが，トラウマを抱えてきた人には，有意義であることを実践から確認した。もちろん，絵だけではなく，身体を使った表現（ダンス，ヨーガ，演劇，瞑想）など，表現の方法は多様であり，これらの取り組みが複雑なトラウマにとりわけ有効であることは，トラウマ支援の領域で高名な van der Kolk が記しているところである[13)]。ただ，絵は，目に見える形で残るという意味で，当事者にとって新たな発見につながりやすい。また，表現したことで，その表現したこと自体は過去になる。それまで自分が意識もしなかったことが目の前に現れてくることもあるが，ファシリテーターがいて，安全な場所で表現できることは，当事者の安心につながった。言葉以外の手段でトラウマを表現することが，トラウマから自分を自由にさせる一手段として役に立つ可能性を秘めていた。

第二の意義として，そのようなこころの中を描いた作品を見た市民に，絵という媒体を通して，人々の多様なトラウマを認識し，自身の態度を変化させる機会を提供できる可能性があることであった。言葉ではない絵という媒体が，人々にトラウマを“感じる”機会につながった。そして，トラウマを身近に感じることが，自分に向き合うことにつながる可能性があると考えられた。自他のトラウマの認識をもつことは，こころの不調に自他ともに気づきやすくなったり，そんなトラウマを負った自分を労ったり，人に相談する行動をとりやすくするものだとも考えられ，本実践は，メンタルヘルスリテラシー向上のための一助になると考えられた。また，他者のトラウマを感じ共感することで，その後の周囲の人への関わり方にも影響を及ぼす可能性があると考えられた。

第三の意義としては，このような一連の取り組みは，当事者との協働の営みが行いやすく，当事者が主役と感じてもらいやすいという点にあった。Clark[3)]によると，トラウマサバイバーと協働して何かに取り組むことは，自己のコントロール感や安全感をサバイバーにもたらすという。トラウマインフォームドな支援者は，当事者にエンパワーの視点とともに敬意を示し，個々の選択を大切にする関係を構築することが重要だとされている。今回の取り組みは，人と人が横でつながり，絵という媒体を通じて対話が進む，他には代えがたい協働の場であった。そこから，筆者ら支援者が当事者から教えてもらったことも多大であった。

おわりに

今回の実践は，TIC について研究招聘したダックスセンターの Eugen Koh 博士の講演を，精神疾患をもつ当事者と一緒に聞いた時に，当事者が「やってみたい」とつぶやいたことに端を発していた。当事者をはじめ，ファシリテーターを務めてくれたアーティストなど，さまざまな方々の力添えがあったからこそ，地域における TIC 実践が実現できたのだと感じている。このようなトラウマインフォームドな実践が本邦に定着するには時間がかかるだろうが，トラウマの影響を理解していく一手段になることを記憶の片隅においてもらえるなら嬉しい。

謝辞：本実践研究は，国立研究開発法人科学技術振興機構社会技術研究開発（RISTEX）の助成（JPMJRX17G6）を得て行った。

〔文 献〕

1）秋山聡美：障害のある人たちの自由な表現活動―フランス・ドイツのアウトサイダー・アートを訪ねて．Review 12：54-57，2003

2）American Psychiatric Association：*Diagnostic and Statitical Manual of Mental Disorders. Fifth edition.* American Psychiatric Publishing, 2013（日本精神神経学会日本語版用語監修，髙橋三郎，大野裕監訳：DSM-5精神疾患の診断・統計マニュアル．医学書院，2014，p139）

3）Clark C, Classen CC, Fourt A et al：*Treating the trauma survivor: An essential guide to trauma-informed care.* Routledge, 2015, p30-31

4）Elebrecht C：*Healing trauma with Guided Drawing: A Sensorimotor Art Therapy Approach to Bilateral Body Mapping.* North Atlantic Books, 2018

5）Harvey K：Trauma-Informed Care for People with Intellectual Disabilities（https://www.endabusepwd.org/wp-content/uploads/2021/02/Trauma-and-IDD-Final.pdf）

6）Hopper E, Bassuk E, Olivet J：Shelter from the Storm: Trauma-Informed Care in Homelessness Services Settings. *Open Health Serv Policy J* 3：80-100, 2010

7）岩井康頼：「障害者アートの現在」とアール・ブリュットの動向―障害のある人たちの芸術表現への取り組みとその可能性．弘前大学教育学部紀要 118：67-77，2017

8）Malchiodi CA：*Trauma and Expressive Arts Therapy: Brain, Body, and Imagination in the Healing Process.* Guilford Press, 2020

9）アリス・ミラー，中川吉晴訳：「子ども」の絵―成人女性の絵画が語るある子ども時代．現代企画室，1992，p11

10）中川保孝：アートは世界をつなぐ―精神障害者の絵画―絵画療法から学んだもの．月刊福祉 80：86-91，1997

11）Substance Abuse and Mental Health Services Administration：SAMHSA's Concept of Trauma and Guidance for a Trauma-Informed Approach. HHS Publication No.（SMA）14-4884.，Rockville，2014（大阪教育大学学校危機メンタルサポートセンター・兵庫県こころのケアセンター訳：SAMHSAのトラウマ概念とトラウマインフォームドアプローチのための手引き．2018 https://www.j-hits.org/document/child/page6.html）

12）竹島正：革新的な啓発活動を進めるダックスセンター．心と社会 146：94-99，2011

13）竹島正：カニンガムダックスセンターとの連携活動．心と社会 149：90-96，2012

14）ベッセル・ヴァン・デア・コーク，柴田裕之訳：身体はトラウマを記録する―脳・心・体のつながりと回復のための手法．紀伊國屋書店，2016

●初出一覧

第１章　亀岡智美：トラウマインフォームドケアの必要性．こころの科学 208：24-28，2019

第３章　亀岡智美：精神科医療におけるトラウマインフォームドケア．精神神経学雑誌 122：160-166，2020

第４章　亀岡智美：トラウマインフォームドケア(1)トラウマとしての子ども虐待．児童養護 51(1)：32-35，2020／トラウマインフォームドケア(2)従来の対応と再トラウマ化．児童養護 51(2)：30-33，2020／トラウマインフォームドケア(3)トラウマを見える化するということ．児童養護 51(3)：30-33，2021／トラウマインフォームドケア(4)トラウマにやさしいケア．児童養護 51(4)：38-41，2021

第６章　野坂祐子，亀岡智美，花房昌美，浅野恭子，上野千穂，丸橋正子，坂田香織，加藤郁子，安常香，竹腰知子，小平かやの，山下浩，全智奈，田口めぐみ，壺内昌子：児童相談所におけるトラウマインフォームドケアの取組みの実態と課題―全国児童相談所の児童心理司対象の質問紙調査から．子どもの虐待とネグレクト 24：84-91，2022

第12章　田中英三郎，西川瑞穂，大久保圭策，亀岡智美：精神科診療所受診患者における逆境的小児期体験と生涯トラウマ体験の頻度およびPTSD症状に関する横断調査．精神神経学雑誌 123：396-404，2021

●執筆者一覧

大久保圭策（おおくぼ・けいさく）　大久保クリニック

野坂祐子（のさか・さちこ）　大阪大学大学院人間科学研究科臨床教育学講座

丸橋正子（まるはし・まさこ）　大阪府中央子ども家庭センター

酒井佐枝子（さかい・さえこ）　兵庫県こころのケアセンター

壺内昌子（つぼうち・しょうこ）　岡山市こども総合相談所・岡山市発達障害者支援センター

来住由樹（きし・よしき）　岡山県精神科医療センター

中村有吾（なかむら・ゆうご）　同志社大学カウンセリングセンター

西　大輔（にし・だいすけ）　東京大学大学院医学系研究科精神保健学分野

小竹理紗（こたけ・りさ）　東京大学大学院医学系研究科精神看護学分野

宮本有紀（みやもと・ゆき）　東京大学大学院医学系研究科精神看護学分野

田中英三郎（たなか・えいざぶろう）　東京大学教養学部附属教養教育高度化機構

臼田謙太郎（うすだ・けんたろう）　国立精神・神経医療研究センター精神保健研究所

大岡由佳（おおおか・ゆうか）　武庫川女子大学

●編者略歴

亀岡智美（かめおか・さとみ）

兵庫県こころのケアセンター副センター長兼研究部長。大阪教育大学客員教授。

児童青年期精神科医（日本トラウマティック・ストレス学会事務局長，日本子ども虐待防止学会代議員）。日本精神神経学会専門医，子どものこころ専門医。

和歌山県立医科大学卒業。大阪府立病院を経て，大阪府立中宮病院松心園（現大阪府立精神医療センター）に勤務。2001年より大阪府こころの健康総合センターに勤務。2012年度より現職。専門はトラウマ関連障害の臨床。

主著は『虐待された子どもへの治療—医療・心理・福祉・法的対応から支援まで（第2版）』（共訳，明石書店，2019），『子ども虐待とトラウマケア—再トラウマ化を防ぐトラウマインフォームドケア』（単著，金剛出版，2020），『子どものトラウマとPTSDの治療—エビデンスとさまざまな現場における実践』（共編，誠信書房，2021），『CPC-CBT親子複合型認知行動療法セラピストガイド—身体的虐待リスクのある子どもと家族をエンパワーする』（共訳，金剛出版，2021）など。

実践《じっせん》トラウマインフォームドケア

さまざまな領域《りょういき》での展開《てんかい》

2022年10月15日　第1版第1刷発行
2024年4月10日　第1版第2刷発行

編　者——亀岡智美

発行所——株式会社 日本評論社
〒170-8474　東京都豊島区南大塚3-12-4
電話 03-3987-8621（販売） -8598（編集）　振替 00100-3-16

印刷所——港北メディアサービス株式会社

製本所——井上製本所

装　画——大塚美菜子

装　幀——臼井新太郎装釘室

検印省略
ISBN978-4-535-56412-1　Printed in Japan